コロナワクチン後の世界を生きる

薬害の現実と私たちにできること

Masahiko Okada
岡田正彦

花伝社

はじめに

２０２０年１月15日、中国武漢市を経由して帰国した男性が肺炎症状で医療機関を受診。国内で新型コロナ感染症が確認された最初の事例となりました。その後、武漢市からのツアー客を乗せた観光バスのドライバーの感染、あるいは香港やベトナムなどを巡って横浜港に寄港したクルーズ船「ダイヤモンド・プリンセス号」での集団感染などが続き、やがて大流行に……。誰にとっても恐ろしく、思い出すのも辛い出来事でした。

実は私にとって、もう一つ、思い出したくない出来事があります。

大流行が始まった年の８月、私が勤務する介護施設に、認知症で入所しておられた高齢の女性に発熱が認められました。高齢になると体温調節の機能も衰えますから、気温が変化しただけでも高い熱が出たりするものです。

しかし、この方は翌日になっても熱が下がらなかったため血液検査を行いましたが、異常はありません。肺炎などがあると血液中の白血球という免疫細胞があきらかに増えるのですが、その兆候がなかったのです。

その後も熱が続いたため、再び血液検査を行いましたが、やはり異常はありませんでした。

そこで念のためという判断から胸のエックス線撮影を行ったところ、いわゆる「肺が真っ白」と形容される状態でした。高齢者に多いのは誤嚥性肺炎と呼ばれるものですが、通常は簡単な治療で軽快するものです。しかし、あきらかにそれとは異なる変化でしたから、直ちに救急病院に入院していただくことにしました（ウイルス感染症では白血球がほとんど増えないのですが、当時は誤嚥性肺炎ばかりを診ていたため、そのことが頭から抜け落ちていました）。

救急車での搬送も終わり、ほっとして帰宅の途についたその途端、携帯電話に「病院で新型コロナウイルスの検査を行ったところ陽性だった」との緊急連絡が入ったのです。血の気の引く思いで勤務先に戻り、その後の対応に忙殺されることになりました。

結果的に18名の入所者と数名の職員が感染してしまいました。老衰が進行している人も多かったのですが、たまたま看取りも間近という方がPCR検査で陽性となり、入院となりました。しばらくして病院より、「新型コロナ感染症で死亡」との連絡が入りました。

当時は、症状にかかわらず検査で陽性となった人は全員入院が原則であったことと、厚生労働省の通達によりPCR検査で陽性となり亡くなった人は、すべて死亡原因を新型コロナ感染症として届け出ることになっていました。この出来事が、新型コロナ感染症による死亡統計に私が疑問を抱くきっかけともなっていきました。

日本でも早い時期の集団感染でしたから、テレビの情報番組で施設名や所在地などが繰り返し放送される騒ぎとなりました。感染した入所者のご家族からは「うちの親が感染したのは、お前の管理が悪いからだ！」と面と向かって罵声を浴びせられ、また消耗品や薬品を注文していた会社からは「納品お断り」の連絡が入るなど、まるで罪人扱いの日々が続いたのです。

しばらくして、某新聞社から取材の申込みがありました。そのころは精神的なダメージも大きく、当然のごとくお断りしたのですが、「貴重な経験をぜひ全国の読者に届けしたい」との熱意に負け、結局、取材を受けることにしました。

その内容は大きな記事となり全国紙に掲載されました。その記事を読んだ読者から、「よく頑張りましたね」「感動しました」など意外な反応ばかりが届き、職員一同、救われた気持ちになりました。

新型コロナ感染症の大流行が始まってすぐのころから、私は自身のホームページを「新型コロナのエビデンス」と改名し、最新情報を毎日、更新するようにしました。２０２１年初頭、新型コロナワクチンが登場して以降は、ワクチンに絡む疑惑に的を絞り、ホームページの内容を更新するようになりました。

予想外に多くの方々がこのホームページに目をとめてくださるようになり、海外に移住しておられる多くの邦人からも、「見ました」とのお便りが届くようになったのです。折々、海外での市民生活についても生の情報を知ることができるようになり、ホームページの内容にも一層の深みが増していった次第です。

本書は、そのホームページに記載した情報を中心に、この問題に初めて触れる方にもわかりやすく読んで頂けるよう編集したものです。

第1章では、避けて通ることのできない「話題のレプリコンワクチン」について、まず正しい知識をまとめました。

第2章以降は、新型コロナワクチンが登場してすでに久しい現在、最終的に残った懸念がどこにあるのか、人々の誤解が生まれた背景はどのようなものだったのかをまとめています。健康被害を訴えた裁判でのやり取りも出てきますが、ワクチン問題に初めて触れる方には、その全体を把握していただけるものと思います。

筆者の願いは、誤解から生まれた大きな過ちが、二度と繰り返されないようにすることであり、本書の最終章は、そのためのヒントとなっています。

令和7年（2025年）2月　岡田正彦

コロナワクチン後の世界を生きる——薬害の現実と私たちにできること◆目次

目次

第5章　アフターコロナの世界を生きる　112

第6章　過剰医療と人間本来の治癒力　135

目　次

第1章　レプリコンワクチンとは何か

1　自分で増殖する新型ワクチン登場

「体内でｍＲＮＡが勝手にどんどん増殖する」という新しいタイプのコロナワクチンが国内で承認され、懸念の声が高まっています。私のホームページにも、「中止させることはできないか」という主旨の多数のメールが届いています。なぜ心配する人が多いのでしょうか？

このアイデアは、すでに10数年前に生まれたものです（文献1）。当時、ｍＲＮＡでワクチンを作る試みは多くの研究者によって始められていました。しかし、天然のｍＲＮＡはすぐ分解してしまうため、実用化は困難視されていたのです。

そこで生まれたのが「ワクチンを注射したあと、体内でＲＮＡがどんどん複製されるようにすればよいのではないか」という発想でした。ある種のウイルスは、自分自身の複製を作る遺伝子をもっているため、この部分も含めてワクチンにしてしまえばよいのです。ただしウイルスが丸ごと複製されてしまうと、感染が起こってしまいますから、必要なたんぱく質（新型コロナの場合はスパイク蛋白）だけが再生されるように、一工夫が必要でした（文献2、3）。

この技術に伴う不安は、まさにここにあります。理屈の上では、永遠にスパイク蛋白の複製が作られ続けることになるからです。自身の複製を作る遺伝子が専門用語でレプリコンと呼ばれていたことから、この新ワクチンの代名詞としても使われるようになりました。

レプリコンワクチン開発競争の先陣を切ったのは、英国のロンドン大学を中心とするグループでした（文献4）。すでに動物実験では、ワクチン接種後、21日目までスパイク蛋白ができることと、短期間の観察ではあきらかな副作用がないことが確認されていました。しかし、英国の研究者グループが行った予備的な臨床試験（第1相試験）では、予想していた効果を証明することができませんでした。

２０２３年11月28日、国内の製薬企業「Meiji Seika ファルマ」が申請していたレプリコンタイプの新型コロナワクチンが承認されたというニュースがありました。

すでに大規模な臨床試験（第3相試験）も行われています（文献5）。場所はベトナム、対象は計1万6１０７名の成人で、追跡期間は最終接種後92日間でした。有効率は56・6％でしたが、重症例に限れば95・3％との報告です。算出方法はファイザー社がすでに発表していた論文のそれと同じでした〔｛1－（ワクチン接種群の感染者数）／（ワクチン非接種群の感染者数）｝×１００〕。副作用は、注射部位の痛みや発熱などが中心で、ファイザー社のワクチンと差はなかったと結論しています。

この製品はその後、国内でも臨床試験が行われています。対象者は828人、追跡期間が28日です（文献6）。ただし比べた相手は食塩水ではなく、ファイザー社のmRNAワクチンでした。最終結論は、中和抗体のでき方がファイザー社のワクチンに比べてそん色なく、心筋炎はこのワクチンで1例、ファイザー社のワクチンで3例だったとしています。

……mRNAワクチンによる健康被害を懸念する世界中の人々が注視しているのは、このようなデータではなく、「永遠に続くかもしれないスパイク蛋白の生成でヒトの免疫機構が破たんしたりしないのか」、「ヒトのDNAに損傷を与えないのか」ということではないでしょうか。

年余にわたる追跡調査や徹底した動物実験が求められるところですが、そのようなデータはいまのところ公表されていません。秘かに実験が行われ、真実が伏せられたりしていないのか、気になるところです。

レプリコンワクチンの背景

同企業は、福島県南相馬市に同ワクチンの製造工場を準備していることもホームページ上で公表しています。ただし、実際にこの技術を開発したのは、米国のベンチャー企業「アルクタス セラピューティクス」です。また相馬市に工場を造っているのは、mRNA関連医薬品を、世界中の製薬企業から請け負って製造することを目指す世界初の組織「アルカリス」。すでにワクチンの原液をつくる工場は完成し、経済産業省からの資金援助も受けて新技術を開発する施設の建設も始まっています。日本政府は、新型コロナ関連の医薬品開発に遅れをとったとの幻想にとりつかれており、ｍＲＮＡ医薬品を、半導体に続く周回遅れの国家戦略にしたいのかもしれません。それにしても、なぜ南相馬市だったのでしょうか。

【参考文献】

1) Geall AJ, et al., Nonviral delivery of self-amplifying RNA vaccines. PNAS, Sep 4, 2012.
2) Beissert T, et al., A trans-amplifying RNA vaccine strategy for induction of potent protective immunity. Mol Ther, Jan 8, 2020.
3) Bloom K, et al., Self-amplifying RNA vaccines for infectious diseases. Gene Ther, Oct 22, 2020.
4) Pollock KM, et al., Safety and immunogenicity of a self-amplifying RNA vaccine against COVID-19: COVAC1, a phase I, dose-ranging trial. Lancet, Jan 14, 2022.
5) Ho NT, et al., Safety, immunogenicity and efficacy of the self-amplifying mRNA ARCT-154 COVID-19 vaccine: pooled phase 1, 2, 3a and 3b randomized, controlled trials. Nat Commun, May 14, 2024.
6) Oda Y, et al., Immunogenicity and safety of a booster dose of a self-amplifying RNA COVID-19 vaccine (ARCT-154) versus BNT162b2 mRNA COVID-19 vaccine: a double-blind, multicentre, randomised, controlled, phase 3, non-inferiority trial. Lancet, Dec 20, 2023.

2　レプリコンワクチンを正しく理解する

「勝手に自分で増殖するｍＲＮＡワクチン」は、通称「レプリコンワクチン」と呼ばれ、日本政府が世界に先駆けて認可した製品にはコスタイベという商品名がつけられています。

商品化された背景には、アルファウイルスという微生物の存在がありました。このウイルスは、自分自身を複製するための遺伝子（レプリコン）を持っていて、感染した人間の細胞内で自力でどんどん増殖することができます。次頁の図1は、この遺伝子を利用してレプリコンワクチンを作る原理を簡単にまとめたものです。

ＲＮＡを包んでいるのは従来型のｍＲＮＡワクチンと同じ脂質微粒子ですから、副作用も基本的には似ているはずです。つまり脂質微粒子膜そのものが持つ毒性、および人工的に改変した遺伝子を体内に入れることのリスクは同じだということです。

とくに改変遺伝子を体内に入れることで生じる最大のリスクは、ｍＲＮＡの一部、あるいは全部がヒトのゲノム（ＤＮＡ）に組み込まれる可能性があることでした。

このリスクに加えて、レプリコン型ワクチンではさらに困ったことが起きそうなのです。

ヒトの免疫システムには、少しだけ異なる2種類のウイルスに感染した際、２つ目に細胞内に侵入したウイルスの増殖をブロックするという機能があります。アルファウイルスには多く

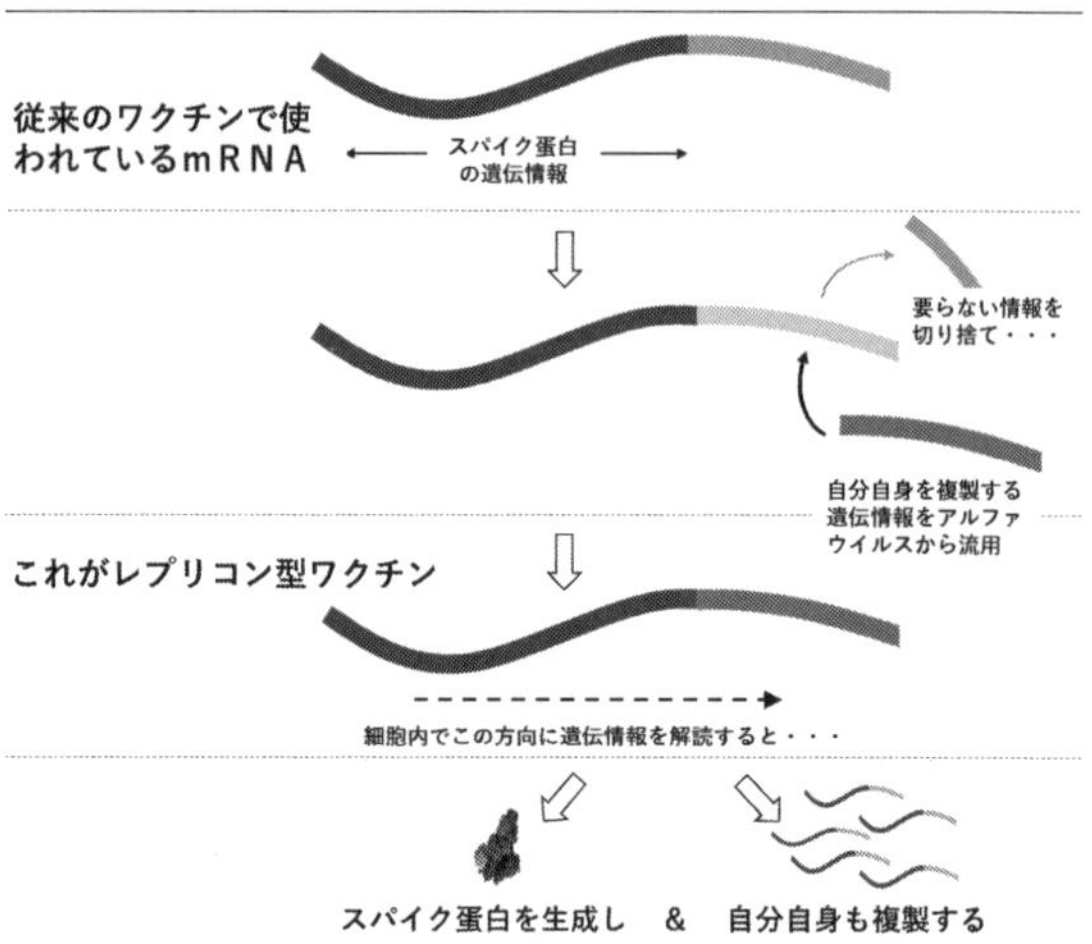

図１

の種類がありますが、そのどれかが感染すると、ブロックの仕組みが働く前に、レプリコンワクチンと遺伝子組換えを起こしてしまうことが実験で確認されました（文献2）。

おまけにワクチンのｍＲＮＡは最長で60日間、またアルファウイルスも１００日間、それぞれ生きたまま細胞内に残存していましたので、そのチャンスも非常に高いだろうとの報告でした。

つまり、ワクチンのレプリコンを生きたウイルスが取り込んでしまい、大暴れをするようになるかもしれないということなのです。レプリコンワクチンには、人々の想像を遙かに超えるリスクがありそうです。

【参考文献】

1) Alden M et al., Intracellular reverse transcription of Pfizer BioNTech COVID-19 mRNA vaccine BNT162b2 in vitro in human liver cell line. Curr Issues Mol Biol,

Feb 25, 2022.
2) Hick TAH, et al., Safety concern of recombination between self-amplifying mRNA vaccines and viruses is mitigated in vitro. Mol Ther, Aug 7, 2024.

3　コロナとインフルエンザの両方に有効なワクチン？

私のホームページあてに届くお便りの中で心配事として多いのは、「いずれインフルエンザのワクチンまでｍＲＮＡタイプになるのではないか」というものです。

まずインフルエンザウイルスの概要です。インフルエンザウイルスの粒子表面には、ヘマグルチニン（Ｈ）とノイラミニダーゼ（Ｎ）という２種類の突起物があります。前者はヒトなどの細胞の受容体と結合して侵入を促進し、後者は細胞内で増殖したウイルスをつなぎとめている物質を切断し、野に放つ手助けをする酵素です。よく知られたタミフルは、この酵素をブロックしてウイルスが飛び出せないようにする薬です。

Ｈは13種類、Ｎは11種類あり、それらの組み合わせによって性質が決まります。実際には、Ｈ１Ｎ１とＨ３Ｎ２の２種類のＡ型インフルエンザウイルスが、これまで流行を繰り返してきました。一方、Ｂ型は、遺伝子の構造がＡ型とは大きく異なっていて、かつＨとＮの変異も少ないため、分類の仕方が異なっています。いま世界的に流行しているのは、ビクトリア系統と山形系統の2種類です（文献1）。そのため現行の不活化ワクチンも、これら4つの抗原でつくられています。

　2022年11月、カナダのベンチャー企業がmRNAの技術を応用したインフルエンザワクチンを開発し、動物実験の結果を発表しました（文献2）。このmRNAワクチンで生成されるH抗原は多岐にわたっていましたが、実験の結果、それぞれをばらばらに接種しても、また全部をまとめて接種しても、抗体は同じようにできることが確認されたとしています。

　次のグラフ（図2）は、mRNAワクチン接種後、4ヵ月目の抗体量を示しています。同図は、論文に掲載されているデータをもとに、私が作成したものです。

　この研究成果を受けて、米国のある研究者は「不活化ワクチンの製造には時間がかかり、次のシーズンに流行するウイルスの型が予測できてからでは間に合わない。mRNAの技術はうってつけだ」とのエールを送っています（文献3）。

　2024年8月16日、ファイザー社は、新型コロナとインフルエンザの両方を一緒にしたワクチンを開発し、大規模臨床試験（第3相）を終えたとホームページ上で発表しました。同社は、カナダのベンチャー企業と契約し、製造・販売を請け負ったのです。

　詳細はまだ発表されていませんが、対象は18〜64歳の約8000人で、目的は「新型コロナウイルスに対する抗体」、「A型インフルエンザウイルスに対する抗体」、そして「B型インフルエンザウイルスに対する抗体」がそれぞれできるか、というものでした。結論は、B型イン

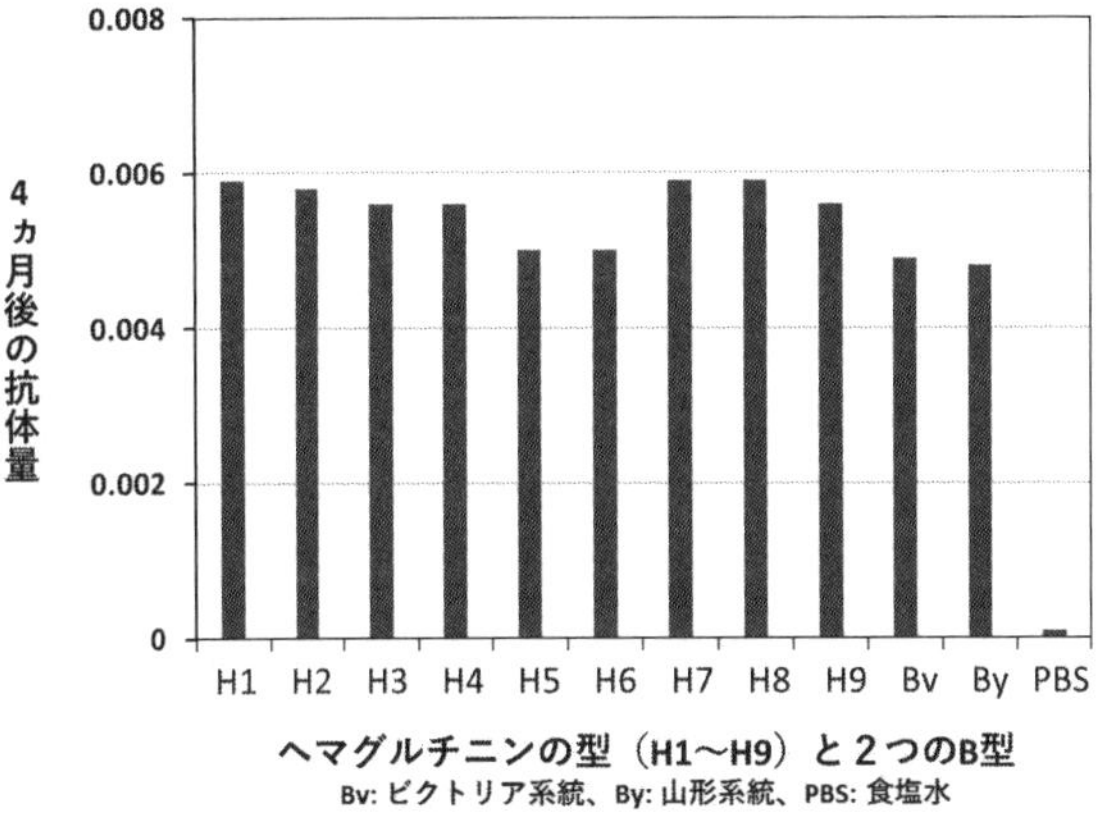

図２

フルエンザを除いて、予定通りの抗体量が認められたとしています。Ｂ型インフルエンザの抗体がうまくできなかった理由については、言葉を濁していました。

　肝心の副作用についても言及がほとんどなく、「従来の新型コロナワクチンで重大なアレルギー反応があった人は、この新しいワクチンは打たないこと」という、言わずもがなのフレーズがホームページ上で繰り返されているだけでした。

　コロナ禍で学んだｍＲＮＡワクチンのリスクは３つに大別できます。人工の遺伝子を体内に注入することの疑問、それを包む脂質微粒子膜の毒性、そして過剰な抗原を作り続けることのリスクです。さらに、ワクチンを何回も繰り返して接種するという前代未聞の作為で、人類の将来に何か禍根を残さないのかとの不安も払拭できていません。

　コロナとインフルエンザの混合ｍＲＮＡワクチ

ンは、いったい我々に何をもたらすでしょうか？

【参考文献】
1) Types of influenza viruses. CDC, Last Reviewed on Mar 30, 2023.
2) Arevalo CP, et al., A multivalent nucleoside-modified mRNA vaccine against all known influenza virus subtypes. Science, Nov 25, 2022.
3) Neuzil KM, An mRNA influenza vaccine - could it deliver? N Engl J Med, Mar 23, 2023.
4) Pfizer and BioNTech provide update on mRNA-based combination vaccine program against influenza and COVID-19 in individuals 18-64 years of age. Pfizer, August 16, 2024.

4　風向きが突然、変わった？

２０２４年秋、全国いっせいに新型コロナワクチン定期接種が始まり、該当者のいる家庭には「接種のお知らせ」が自治体から届いていたはずです。

私のホームページあてに最近、届いたお便りの中に以下のような文面がありました。

「自分の住んでいる地域では、随分と控えめなお知らせが届いた。市会議員に問い合わせたところ、『最近は、コロナワクチンの接種を受けることの不利益が利益を上回っていると考えられる。それでも受けたいという人に対しては、医療機関において十分な説明をするよう通達を出している……』」

改めて気づくのは、コロナワクチン接種に対する不安、あるいはもう要らないのではないかとの雰囲気がそここに生まれ、実際、接種希望者も大幅に減じていることです。レプリコンワクチンの副作用を心配する声がＳＮＳの範疇を超え、週刊誌や新聞、テレビにまで広まってきたことが、思わぬ効果を生み、世論を変えようとしているのかもしれません。

一方で、製薬企業側も新たな論文を次々に発表し、かつ「根拠のない批判には法的措置も辞さない」との声明を発表するなど、対応に必死です。その主張をまとめてみました。

すでに述べたとおり、レプリコンワクチンは、国内でも臨床試験が行われています（文献1）。論文を発表したのは製薬企業と大学の研究者チームでしたが、２０２４年に入り、さらに2編を同じ専門誌に投稿しています。そのひとつは、文献1と同じデータを6ヵ月まで追跡したという調査で、中和抗体の値が、従来のｍＲＮＡワクチンを接種した群に比べあきらかに高い状態が続いていたとしています（文献2）。かつレプリコンワクチンは、従来のｍＲＮＡワクチンに比べ注射した量が6分の1で済んでいるというものでした。

もうひとつの論文は、同じ対象者のデータを1年間追跡してみたら、という内容でした。結論は、1年経っても中和抗体の値が従来のｍＲＮＡワクチンを接種した場合に比べて高かったというものでした。

問題は、論文中「中和抗体の値は感染予防効果を直接的に表わしている」と強調していることです。中和抗体さえ高ければ、それで十分だと言っているのです。その根拠だとして挙げて

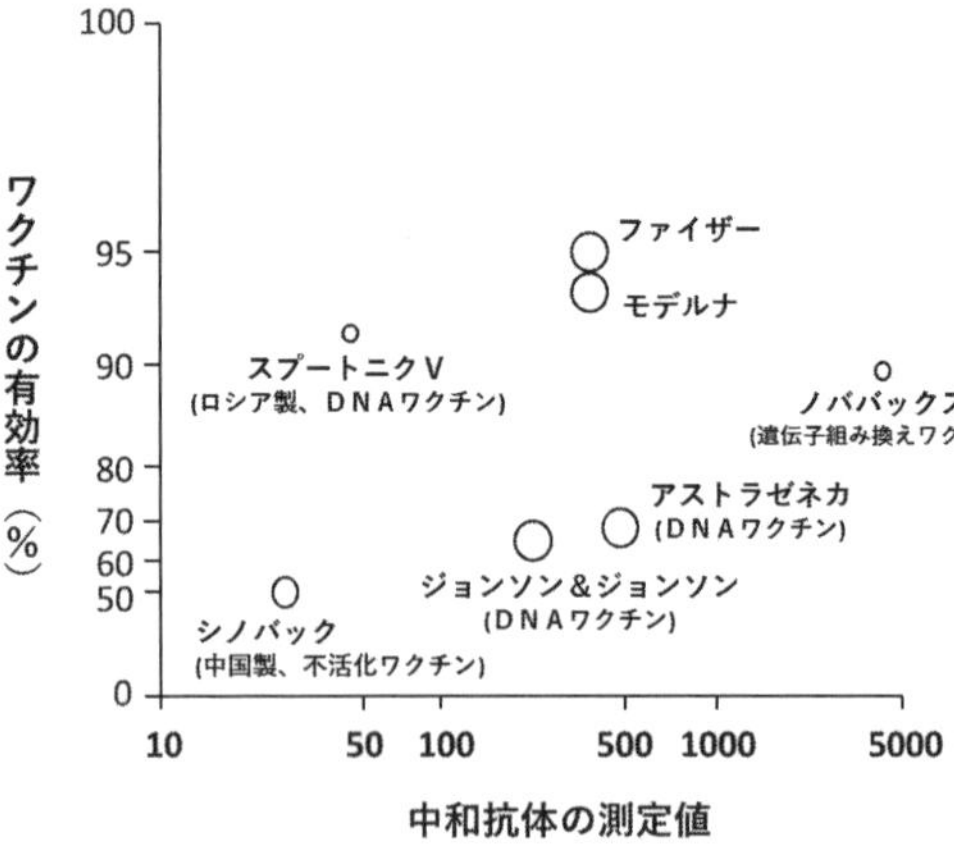

図3

いる論文には、図3のようなグラフが載っていました（実際のグラフから私が描いたイメージ図）。図中、丸印の大小は臨床試験での参加者の多さを表わしています。丸印が大きいほど、臨床試験の規模が大きかったという意味です。果たして、この図から製薬企業の主張は正しいと言えるでしょうか？

感染後、あるいはワクチン接種後にえられる免疫力は、中和抗体だけでなく、キラー細胞（ウイルスに感染した細胞を破壊する）や記憶細胞などが総合的に機能することによって成り立つことが一般的な理解となっています。中和抗体がすべて、との主張には受け入れ難いものがあります。

唯一の大規模臨床試験は、すでに報告したようにベトナムで1万6千人超を対象に行われました。その結果を報じた論文は、36人が著者として名を連ね、うち15人が製薬企業の社員となっていました。つまり世界初とされるレプリコンワクチンの科学的根拠とされるデータは、すべてメーカーが主導した調査によって得られ、その社員によって発表されたものだったのです。

第3章で言及する国家賠償訴訟で、原告と被告（国、地方自治体、製薬企業）との間で交わされた準備書面の中に、「著者の一部が当社の社員だからといって信頼性が相殺されるものではない」とのコメントが製薬企業からなされていました。この状況を利益相反と言わずして、何と表するのでしょうか。

論文を掲載した医学専門誌の責任も免れません。自社製品の宣伝かもしれない文章を、（未来永劫にわたり記録される）学術論文として掲載しておきながら、いかなるコメントもしていないのは、世間に対する裏切りではないでしょうか。

レプリコンワクチンの論文の中には、こんな記述もありました。「コロナのパンデミックは終息したが、新たな脅威に備えワクチンを迅速に作れる技術は大切だ……」と。まさか日本人に、そのためのモルモットになってほしいと言っているのではないと思いますが……。

【参考文献】

1) Oda Y, et al., Immunogenicity and safety of a booster dose of a self-amplifying RNA COVID-19 vaccine (ARCT-154) versus BNT162b2 mRNA vaccine: a double-blind, multicentre, randomised, controlled, phase 3, non-inferiority trial. Lancet Infect Dis, Dec 20, 2023.
2) Oda Y, et al., Persistence of immune responses of a self-amplifying RNA COVID-19 vaccine (ARCT-154) versus

BNT162b2. Lancet Infect Dis, Feb 1, 2024.
3) Oda Y, et al., 12-month persistence of immune responses to self-amplifying mRNA COVID-19 vaccines: ARCT-154 versus BNT162b2 vaccine. Lancet Infect Dis, Oct 7, 2024.
4) Earle KA, et al., Evidence for antibody as a protective correlate for COVID-19 vaccines. Vaccine, May 24, 2021.

5　シェディングを科学する

「mRNAワクチンをまだ打っていない人が、打った人からワクチンの成分を移されたりしないのか」というご質問が、これまでにたくさん届きました。コロナワクチンが世に登場して間もなくだった頃にもかかわらず、「キスするだけでもダメですか?」「肌の触れ合いは?」などなど、文字にするのもはばかるようなお尋ねも少なくありませんでした。レプリコンワクチンの登場で再燃したこの問題について、最新情報をまとめておきます。

　ウイルスが細胞の中で増殖し細胞の外に飛び出すことを、昔から専門用語でシェディング（排出）と表現していました。ところがコロナワクチンが登場して以降、この言葉が「ワクチンの成分が呼気や唾液とともに外に飛び出し、他人の体内に入ること」という意味にすり変り、流行語になってしまったようです。

　このシェディングが、レプリコンワクチンで起きやすいとのウワサが広まり、厚生労働大臣の記者会見や新聞の社説などにも取り上げられる事態となっています。誰が言い始めたのかはわかりませんが、この新しいワクチンについては、本章1節と2節で述べたこと以外の研究報告はなく、とくにシェディングについては皆無なのです。

従来のファイザー社製、あるいはモデルナ社製ｍＲＮＡワクチンに限れば、ヒントとなる若干の研究論文がありますので、まず確認しておくことにします。

コロナワクチンが登場して1年ほどが経った２０２１年5月、米国マサチューセッツ工科大学の研究者が「病気にかかるよりひどいこと？」と題する長文の解説論文を発表しています（文献1）。そこには、コロナワクチンによる数々の健康被害が世界に先駆けて紹介され、かつ副作用の発生メカニズムに至るまで詳細な記述がなされていました。

論文中、「ワクチン・シェディング」という見出しで16行ほどの記述があり、「ほとんどありえないことだが、接種した人の体内に生じた微粒子（エクソソーム）が呼気や唾液に混じって排出され、他人の体内に入る可能性がないとは言えない。微粒子の中には人工のｍＲＮＡで誤って作られたプリオンなどの異常たんぱく質が含まれている可能性も……」と記しています。

この記述がウワサの発端だったかもしれません。しかし、根拠となる実験データは何も提示されておらず、単なる憶測にすぎないものでした。

シェディングの問題に正面から取り組んだ研究がひとつだけあります（文献2）。米国の研究者が２０２３年に発表したもので、ワクチンを接種していない子供を対象に、「親がワクチンを接種している家庭」と「接種していない家庭」に分けて、抗体（ＩｇＧ）の値を比べたという内容でした。

対象は34人の子供で、鼻腔から採取したサンプルを分析しています。その結果、親が接種を受けていると子供の抗体価も高いことがわかった、というものでした。

しかし、論文を読む限り、「対象人数が少なすぎる」、「単に子供がコロナに感染しただけかもしれない」、「分析法が不確か」、「後ろ向き調査でしかない（後述）」などなど多数の不備があり、著しく信頼性を欠く内容となっています。「ｍＲＮＡそのもの、あるいは誤って作られた異常なたんぱく質が他人に移ったりしないか？」という疑問に答えたものではありませんでした。

このテーマで総合的な解説を試みた論文も発表されていますが、エビデンスと言えるようなデータは見出せません（文献３）。

かりにシェディングによって何らかのワクチン成分が、未接種の人の鼻や肺に入ったとしても、鼻水やくしゃみ、痰や咳によって体外に排出されてしまいます。もし胃に呑み込んだとすれば、胃酸や消化酵素によって分解されてしまうはずなのです。実際、ＲＮＡとＤＮＡについては実験データもあり、胃と腸で消化されてしまうことが確かめられています（文献４）。

体内でのｍＲＮＡの挙動は、レプリコンタイプも従来のｍＲＮＡタイプも同じです。したがってレプリコンワクチンについても、シェディング現象によって健康被害が生じる可能性はない、との結論が導かれることになります。

すでに述べたように、レプリコンワクチンの本当のリスクは、細胞内に共存しているウイルスの遺伝子を組み換え、暴走させてしまう危険性があるということです。誤った情報に振り回され、真実を見失うことがないようにしたいものです。

【参考文献】

1) Seneff S, et al., Worse than the disease? reviewing some possible unintended consequences of the mRNA vaccines against COVID-19. IJVTPR, May 10, 2021.
2) Kedl RM, et al., Evidence for aerosol transfer of SARS-CoV-2-specific humoral immunity. ImmunoHorizons, Apr 24, 2023.
3) Banoun H, Current state of knowledge on the excretion of mRNA and spike produced by anti-COVID-19 mRNA vaccines; possibility of contamination of the entourage of those vaccinated by these products. Infect Dis Res, Nov 14, 2022.
4) Liu YL, et al., Digestion of nucleic acids starts in the stomach. Sci Rep, Jul 14, 2015.

第2章　コロナワクチン薬害の現実

1　長引くワクチン副作用の正体がわかってきた

「コロナワクチンの副作用による症状が、かなり長引くことがある」との見解が、科学専門誌『サイエンス』に掲載された論文で示されました（文献1）。コロナ後遺症は英語でLong Covidと称されますが、これに倣ってLong Vaxと呼ぶ専門家もいる、ということです。Vaxはワクチンの略称です。

このような論文が一流の専門誌に掲載されるのは初めてのことですから、関連情報を探ってみました。

米国のある専門家は、「これまで医師たちは、ワクチン接種後に何らかの症状や病気の発症を認めたとしても、患者が1、2人しかいなかったため『単なる偶然』と考えてきた。しかし患者数が10人、20人と増えるにつれ、そうも言っていられなくなってきている。火のないところに煙は立たない」と同誌のインタビューに答えています。

同論文によれば、Long Vax の特徴は、症状が接種後数日から数週間経って現れること、細い神経線維が炎症を起こしているため、ズキズキとした疼き、刺されるような痛み、焼けるような感覚などがあることです。また、血圧上昇、倦怠感、頭がもやもやするなどの症状を伴うことが多く、ときには立ち上がったときに脈拍数が急増する体位性頻脈症候群が認められます。

副作用のメカニズムについては、新たな理論もあります。ワクチンによって体内で過剰に作られた抗体が、異物とみなされ、抗体の抗体ができてしまうという新説です。一種の自己免疫反応と言えますが、これが細胞表面にあるＡＣＥ２という酵素（血圧を安定させる働きがある）を妨害して、結果的に血圧や脈拍変動を悪化させるのではないかというのです。その結果、生じる症状が体位性頻脈症候群であり、高血圧です。

ちなみにＡＣＥ２はさまざまな細胞の表面にあり、血圧上昇を抑えたり、炎症を鎮める重要な役割を担っていますが、新型コロナウイルスのスパイク蛋白（トゲトゲ蛋白）が体内で最初に結合する部位として有名になりました（文献２）。そして前述した「細い神経線維」の表面には、このＡＣＥ２が多数存在していることもわかってきました。

このように副作用のメカニズムにも新たな視点が加わり、治療法も一歩前進するのではないかとの期待が高まっています。ただし一連の症状は、「感染の後遺症」ともよく似ています。

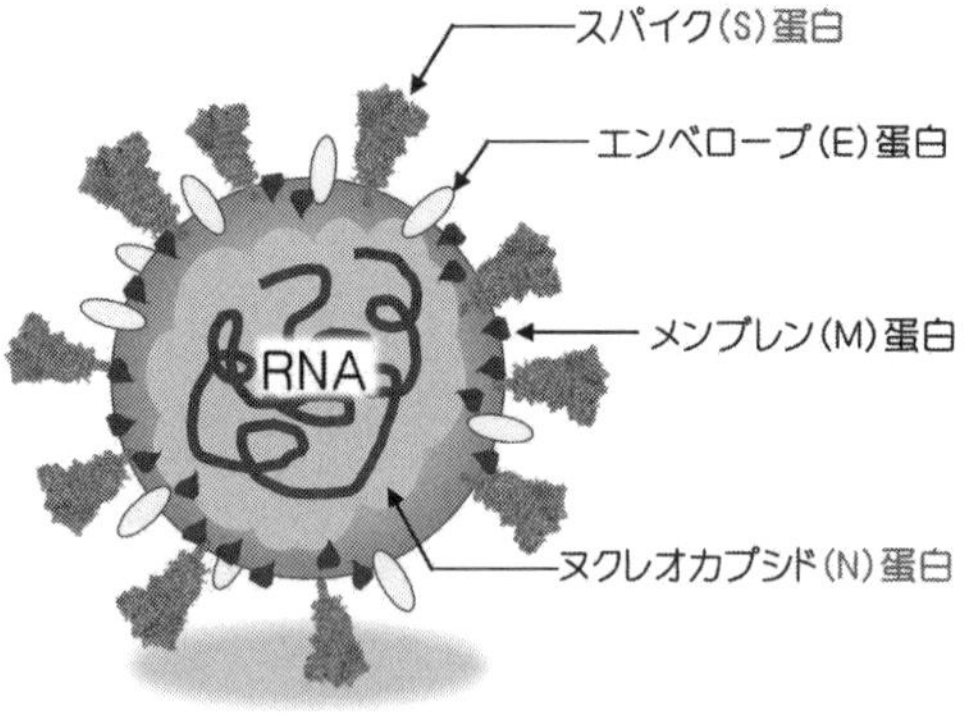

図4

では、その区別は、どうすればよいのでしょうか？

まず新型コロナウイルスの構造についておさらいです。ウイルスの本体であるRNAは、4種類の蛋白質に囲まれています。図4は、その概要です。

S蛋白とはスパイク蛋白のことですが、ここでポイントとなるのはN蛋白です。RNAを畳み込んで遺伝子を保護するという役割の蛋白質ですが、mRNAワクチンの接種によって体内で作られることはありません。幸い、S蛋白とN蛋白に対する抗体の検査法が開発されていて、ネットでも購入できるようになっています。この2つが手に入れば、2種類の蛋白が体内に存在するかどうかを検査することができます。

検査の結果、もし両方ともプラスであれば、過去、新型コロナウイルスに感染していたことになり、またS蛋白だけがプラスで、N蛋白がマイナスであれば、感染はなくワクチン接種後であることの証明になる、というわけです。

ただし国内では、すでに８割を超える人がコロナワクチンを１回以上接種していて、しかも無症状で気づかなかった人も含めると、非常に多くの人が新型コロナウイルスにも感染してしまっています。そのため、「ワクチンの副作用」と「感染の後遺症」の違いを研究しようとしても、条件に適う人を探し出すのが困難になっているという問題もあります。

それにもめげず、ワクチンの副作用と感染の後遺症のいずれかと診断された５００人を集め、いくつかの治療法を試みるという臨床試験が始まっています（文献１）。

【参考文献】
1) Vogel G, et al., Rare link between coronavirus vaccines and long Covid-like illness starts to gain acceptance. Science, Jul 3, 2023.
2) Sriram K, et al., What is the ACE2 receptor? ASBMB Today, May 16, 2020.

2　コロナワクチンは脳に影響を与えるのか

コロナワクチンの副作用、あるいはコロナ後遺症のせいで、「頭がもやもや」するなど脳の症状で悩まされている人が少なくありません。そのような人たちに脳の画像検査を行ったところ、あきらかな変化を認めたとする論文が発表されています（文献１）。

何らかの理由で脳の画像検査（ＭＲＩ）をたまたま受けていて、その後の４ヵ月以内にオミクロン株に感染し2回目の検査を受けた、という人たちが対象でした。26～60歳の男性ばかり（理由は不明）です。気になるのは、ほとんどの人がコロナワクチン接種も受けていたことです。

ＭＲＩ検査のあと、認知機能や睡眠状況など調べる4種類のテストが行われました。そのひとつは「ベック不安尺度」というテストで、不安に関連する気持ちや身体症状を21項目の質問で調べるものです。たとえば「何か最悪なことが起きるような気がする」、「死ぬかもしれないという不安がある」、「体がほてる」、「呼吸が苦しくなったりする」などの項目に対して、「まったくない」から「ひどく悩まされている」までの4つの選択肢から答えるようになっています。

分析の結果、多くの人で、オミクロン株に感染したあとベック不安尺度の悪化が認められたということです。タバコを吸っている人も含まれていましたが、ベック不安尺度の変化とは無関係でした。身体的症状で多かったのは、微熱、疲労感、咳、筋肉痛などです。

2回目の検査の3ヵ月後、17人に対してアンケート調査を行ったところ、症状は大幅に改善していました。

では、脳の変化はどうだったのでしょうか。

前後2回の検査結果を比べたところ、脳の何ヵ所かに委縮が認められ、そのひとつは「楔前《けつぜん》部《ぶ》」と呼ばれる部位でした（図5）。ベック不安尺度が悪化した人ほど委縮が進んでいることもわかりました。

この部位は、自分の体の位置関係を記憶していて、時間の認識や直感などにもかかわっていると考えられています（文献2）。大脳は左右にわかれていますが、その2つが接する内側の隠れた場所にあって、脳卒中やケガなどで損傷を受けることも少ないため、詳しい働きはまだわかっていません。

さて、この研究結果から何が言えるのかは、難しいところです。まず、対象となった人の大部分がコロナワクチンを受けていたことから、オミクロン株に感染したためなのか、それともワクチンの副作用なのかが判然としません。

また、研究で用いられた検査装置は比較的高性能（3テスラ、32チャンネル）であり、画像の変化も2回分を比べてかろうじてわかる程度のものでした。したがって症状が出てから慌てて病院に駆け込んで検査を受けても、あまり役に立つことはないでしょう。

一方、時間の経過とともに、症状も回復に向かうことがわかりました。ワクチンの副作用やコロナ後遺症は、たとえ時間がかかっても徐々に回復

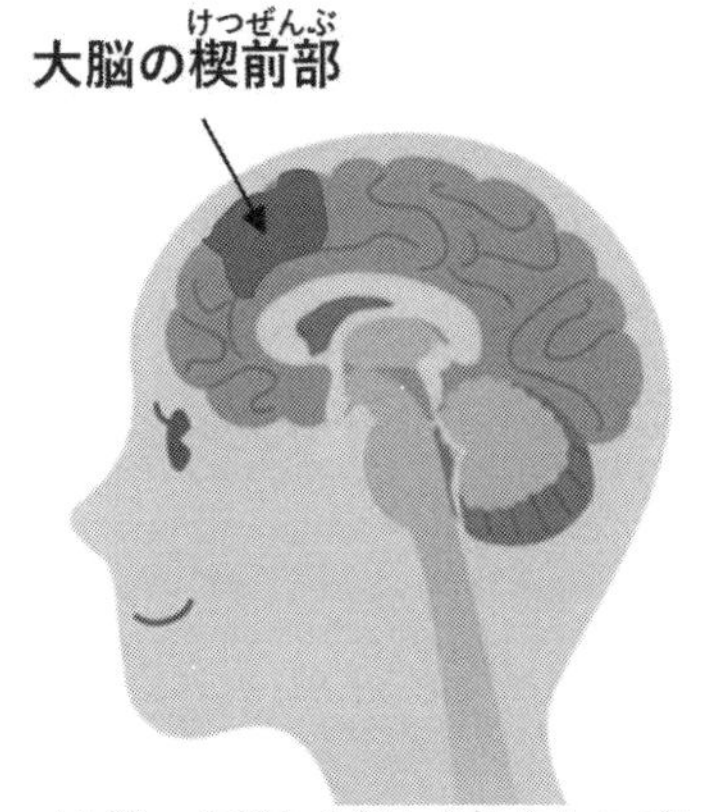

（右側の大脳を内側から見たところ）
図５

していくものであることは多くの論文が示しているところです。この研究結果もそのことを暗示しており、つらい症状で悩んでいる人たちにとっては救いです。

脳の機能は、部分的に衰えたとしても、周辺の神経回路の再学習によって補われていくと考えられるのです（文献3）。

【参考文献】

1) Du Y, et al., Gray matter thickness and subcortical nuclear volume in men after SARS-CoV-2 omicron infection. JAMA Netw Open, Nov 30, 2023.

2) Cavanna AE, et al., The precuneus: a review of its functional anatomy and behavioural correlates. Brain, Jan 6, 2006.

3) 岡田正彦『医療ＡＩの夜明け――ＡＩドクターが医者を超える日』オーム社，2019.

3　ワクチン接種でがん死亡は増えたのか

「新型コロナワクチンの接種でがん死亡は増えたのか？」という疑問に対し、統計分析の手法で取り組んだ論文が日本とドイツの両国から相次いで発表されました（文献1、2）。そのデータをここに再現し、考察を加えてみます。

図6と図7の4つのグラフは、論文で使用されたデータと同じ公開資料をもとに（文献3）、

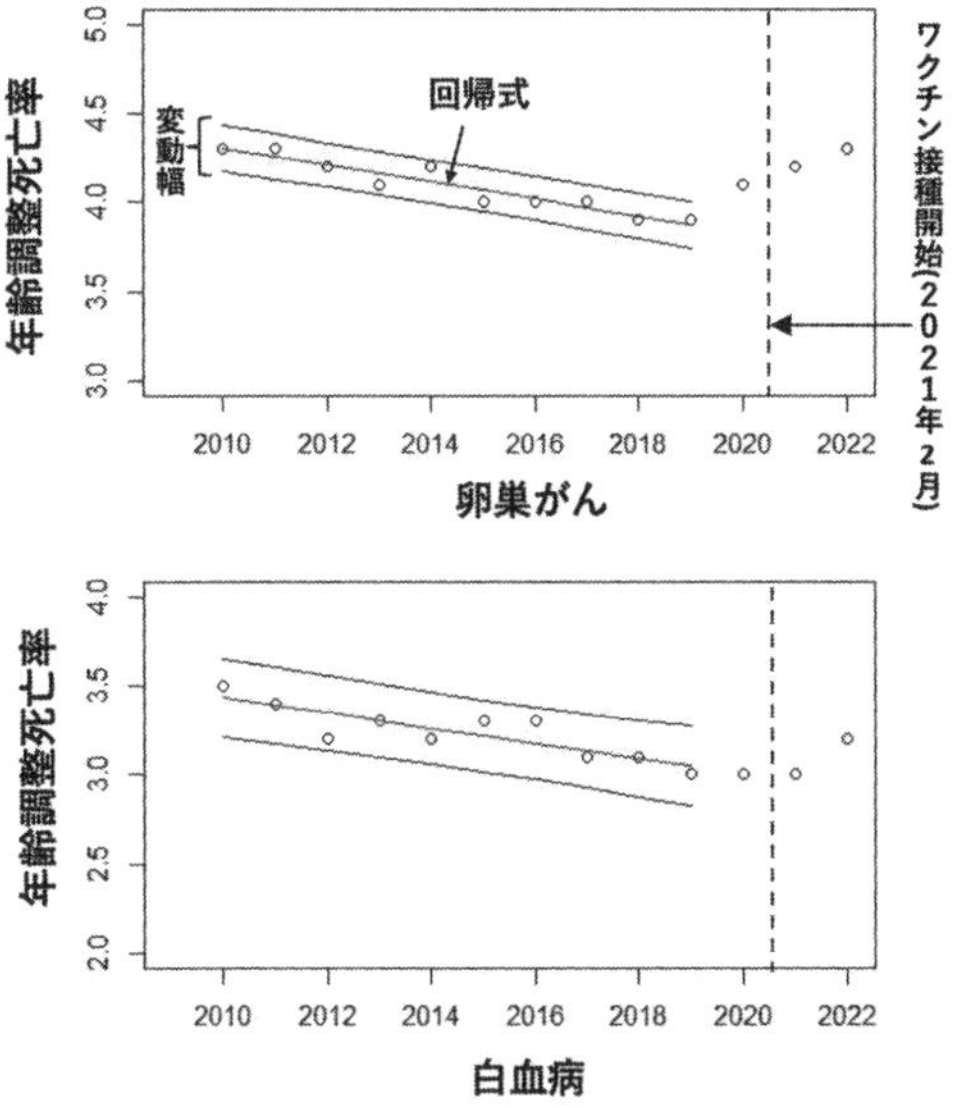

図６

私が改めて統計分析を行って作成したものです。それぞれ、横軸は２０１０年から２０２２年まで13年間の時間の流れです。縦軸は、増加傾向が認められた４種類のがん死亡率です。がんに限らず、死亡率は年齢構成によって大きく変化しますので、「昭和60年の年齢別人口構成」で補正した値を使っています。

図中、左側の斜めの線分は新型コロナウイルス感染症が流行する前10年間の傾向（回帰式）を、またその上下の線分はその変動幅（95％の確からしさ）を示しています。

がんの原因はさまざまです。たとえば近年、胃がんの死亡率が大幅に減少していますが、日本人の塩分摂取量が

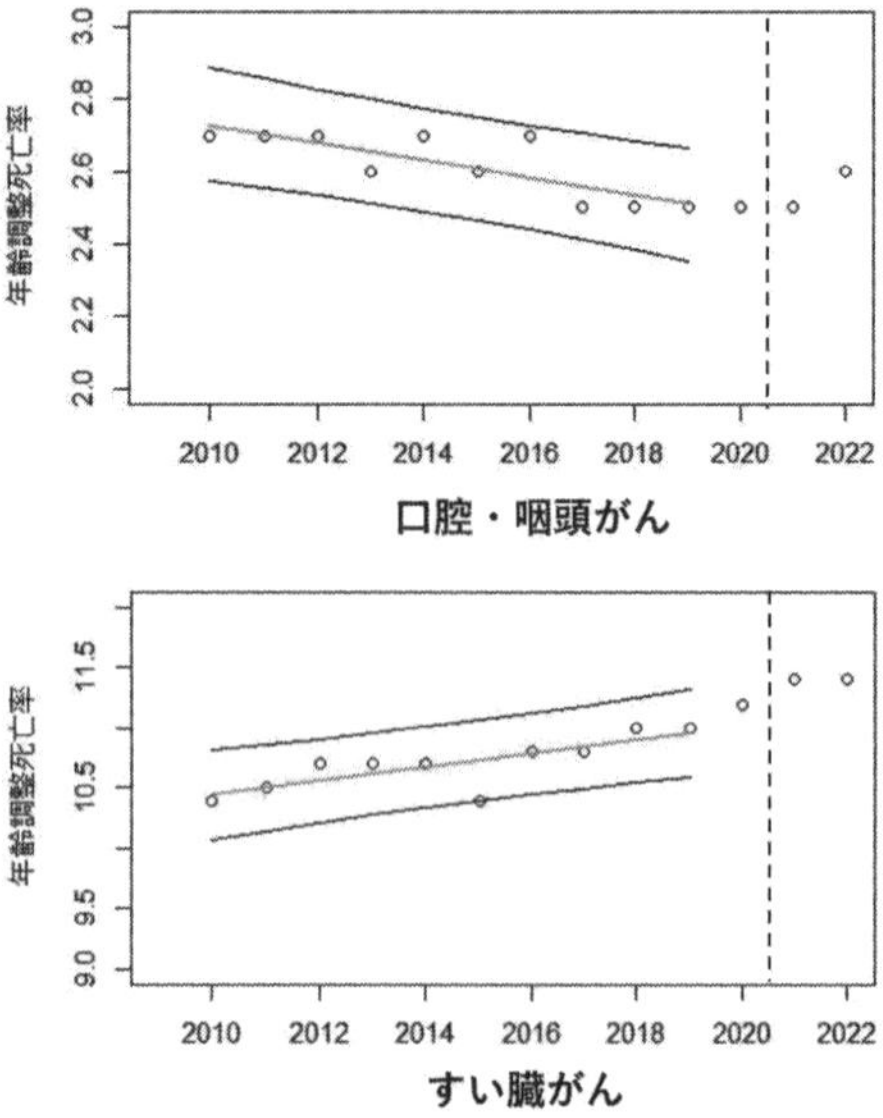

図7

減ったためと考えられています。一方、すい臓がんによる死亡が急増中ですが、原因や増加理由は不明です。

がん死亡を考えるとき、潜伏期（がんの原因が作用してから発見されるまでの時間）も重要です。たとえば胃がんの潜伏期は非常に長く、15年から25年と考えられています（文献4）。肺がんについて、エックス線検査による放射線被曝との関係を調べた研究によれば、その潜伏期は非常に短く、3年程度と結論されています（文献5）。

これら4つのグラフをじっくり眺め、以下の疑問点について考えてみてください。正解はまだ誰にもわかりません。

疑問点1：なぜ特定のがん死亡だけが

３年間で増えたのか？

疑問点２：ワクチン接種との因果関係をどうすれば証明できるのか？

なお死亡率の変化を判断するための計算方法はいろいろあり（文献６）、今回はもっとも簡単なもの（直線回帰）を利用しました。

死亡率の予測計算は、分析法により大きく異なるとの指摘があるため（文献７、８）さらなる検討が必要です。ただし、より精密な計算を行うには「がんの種類別、年別、月別、週別の死亡率」が必要ですが、残念ながら公開されているデータはありません。

【参考文献】

1) Scherb H, et al., Annual all-cause mortality rate in Germany and Japan (2005 to 2022) with focus on the covid-19 pandemic: hypotheses and trend analyses. Med Clin Sci, Mar 14, 2023.
2) Gibo M, et al., Increased age-adjusted cancer mortality after the third mRNA-lipid nanoparticle vaccine dose during the COVID-19 pandemic in Japan. Cureus, Apr 8, 2024.
3) 最新がん統計：〔国立がん研究センター　がん統計〕.
4) 藤田哲也『癌の自然史』現代病理学大系 9c, pp.225-243, 中山書店, 1984.
5) Kubik A, et al., Lack of benefit from semi-annual screening for cancer of the lung. follow-up report of a randomized controlled trial on a population of high-risk males in Czechoslovakia. Int J Cancer 45: 26-33, 1990.
6) Yoneoka D, et al., Geographically weighted generalized Farrington algorithm for rapid outbreak detection over

short data accumulation periods. Stat Med 40: 6277-6294, 2021.
7) COVID-19 Excess Mortality Collaborators, Estimating excess mortality due to the COVID-19 pandemic: a systematic analysis of COVID-19-related mortality, 2020-21. Lancet, Apr 14, 2022.
8) Scholey J, et al., Correspondence: Conflicting COVID-19 excess mortality estimates. Lancet, Feb 11, 2023.

4　統計データからワクチン死亡を証明できるか？

「コロナ禍の最中、死亡者数があきらかに増えていた」とする論文が多くなっています（文献1）。パンデミックで世界中が悲劇に見舞われたわけですから、死亡者数が増えていたのは言わば当然です。それより気になるのは、新型コロナワクチンによる死亡の増加をどのように証明するかです。

そのことを考える材料として役立つのが、「ワクチン接種数」と「日々の総死亡者数」を示す図8です。データの出処は英国オックスフォード大学の研究者たちが立ち上げた、ある組織です（文献2）。

図中、点線で示した死亡者数のグラフの右端が不自然な形をしており、ホームページ掲載時、閲覧をされた方からもご指摘があり、大元のデータが何であったのかを探ってみました。しかし、見つけることはできていません。

そこで、国内で公表されている統計データをもとに、「ワクチン接種数」と「総死亡者数」

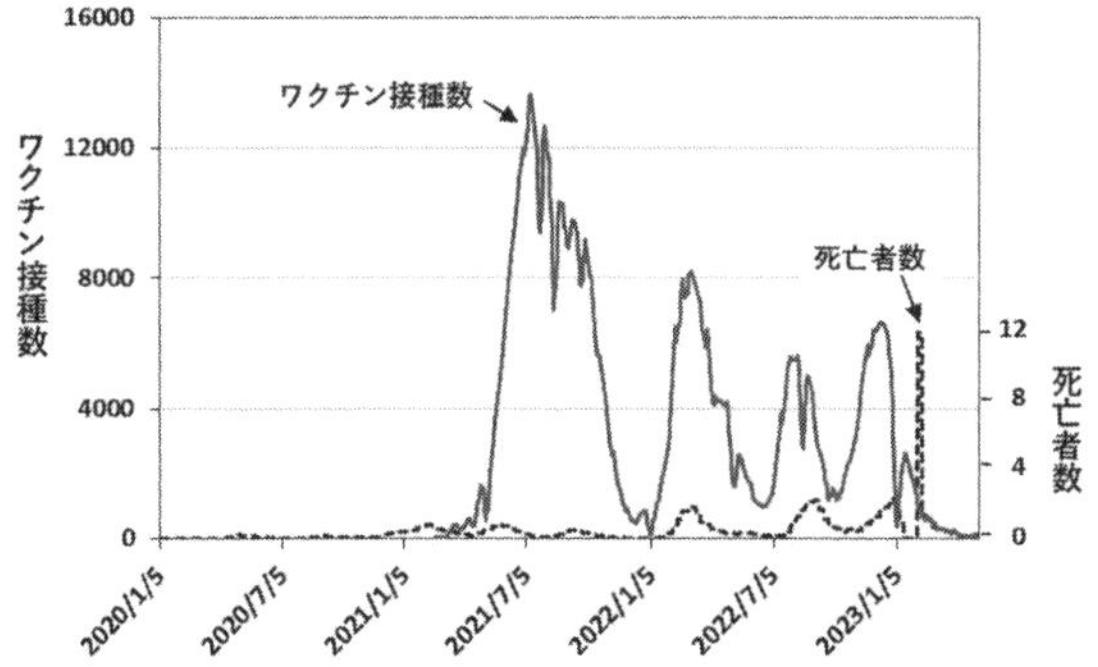

図８

との関係を明示するグラフを、改めて作成してみることにしました（文献3）。ただし、死亡統計には複雑な要因が絡むため、その分析は簡単でありません。

次頁の図9の最上段は、過去10年間（２０１４～２０２３年）の日本国内における週ごとの死亡者数を示したものです。とくに日本では高齢者の人口が増加し、死亡者数も年々増えてきました。そのため、ワクチン接種のせいで死亡者数が増えたかどうかを確定するには、まず自然増によるものではないことを示す必要があります。

以前からの自然増（あるいは自然減）は、グラフの形で示すことができます（LOESS法）。その結果を点線のグラフにして重ね合わせたものが、図の2段目です。

３段目は、死亡者数のグラフから自然増のグラフを引き算した結果です。このグラフには、「年ごとに繰り返される折々の季節変動」と「各年固有の何らかの変動要因」が残っているはずです。具体的な方法は省略しますが、その季節変動を消去した結果が最下段のグラフです。

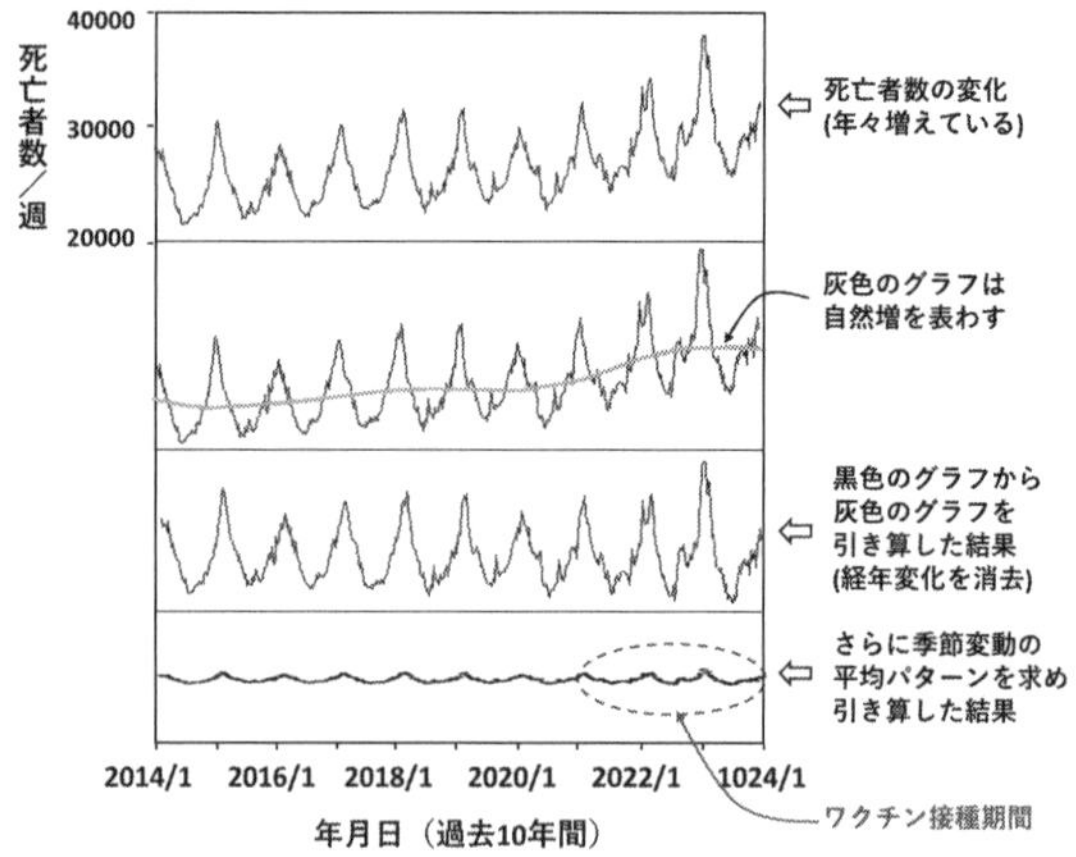
死亡者数／週
40000
30000
20000
死亡者数の変化
(年々増えている)
灰色のグラフは
自然増を表わす
黒色のグラフから
灰色のグラフを
引き算した結果
(経年変化を消去)
さらに季節変動の
平均パターンを求め
引き算した結果
2014/1
2016/1
2018/1
2020/1
2022/1
1024/1
ワクチン接種期間
年月日（過去10年間）

図 9

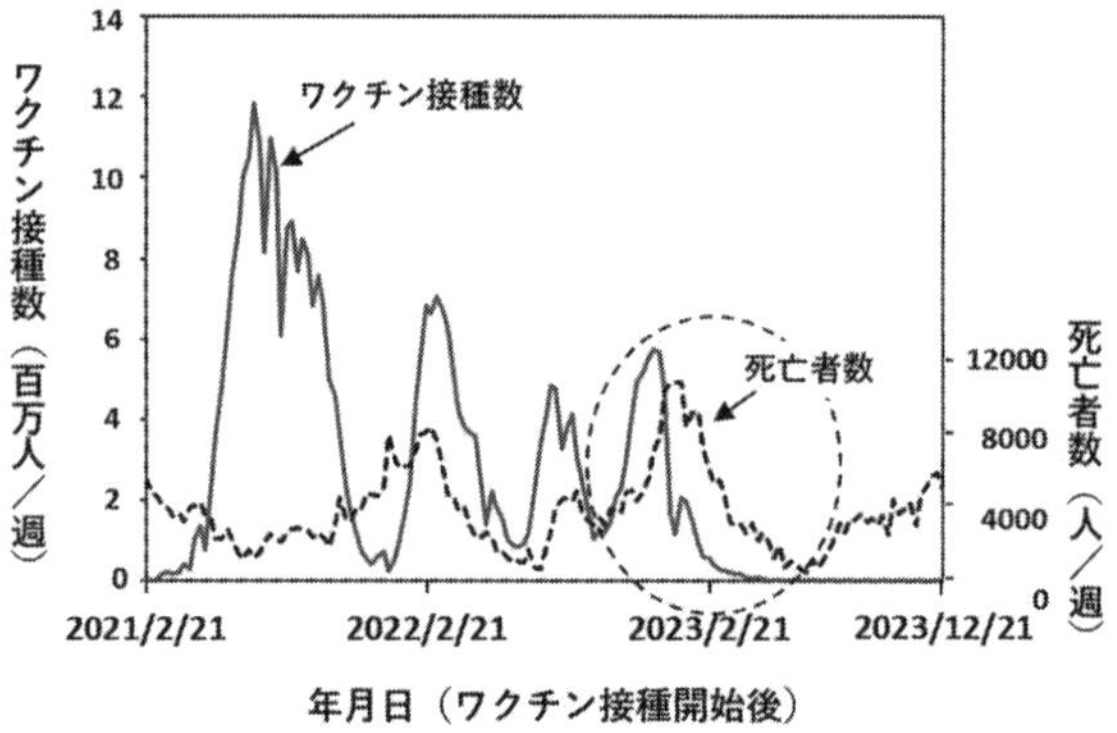
ワクチン接種数（百万人／週）
14
12
10
8
6
4
2
0
ワクチン接種数
死亡者数
死亡者数（人／週）
12000
8000
4000
0
2021/2/21
2022/2/21
2023/2/21
2023/12/21
年月日（ワクチン接種開始後）

図 10

このグラフは、過去10年の間に繰り返されてきた予測可能な変動が消去されたものですから、最近の突発的な出来事（災害など）による死亡者数の変動を見つけられるかもしれません。

この最下段のグラフを拡大し、点線で表示したのが図10です。図中、実線のグラフは「ワクチン接種数」です。右端がゼロになっているのは、行政による統計値の公表が終了したためです。

とくに点線の円で囲んだ部分に注目し、記憶に留めておいてください。文献４や５には、示唆に富んだアイデアが報告されていますので、それらも参考にして、さらに分析を進めてみることにします。

【参考文献】

1) GBD 2021 Demographics Collaborators, Global age-sex-specific mortality, life expectancy, and population estimates in 204 countries and territories and 811 subnational locations, 1950-2021, and the impact of the COVID-19 pandemic: a comprehensive demographic analysis for the Global Burden of Disease Study 2021. Lancet, May 18, 2024.

2) Our World in Data. https://ourworldindata.org/search?q=covid-19, accessed: Jun 27, 2024.

3) 国立感染症研究所 感染症疫学センター, https://exdeaths-japan.org/graph/weekly_cause, accessed: Jul 13,2024.

4) Rancourt DG, et al., COVID-19 vaccine-associated mortality in the Southern Hemisphere. Correlation Research in the Public Interest, Sep 17, 2023.

5) Redert A, Causal effect of covid vaccination on mortality in Europe. ResearchGate, Feb 24, 2023.

5　統計データで因果関係を証明できるか？

病気の原因を特定するのは、なかなか大変です。

たとえばウイルスなど特定の病原体が原因であることを証明するには、その病原体がどの個体にも認められること、その病原体を分離して顕微鏡などで観察できること、それを別の動物などに接種して同じ病気が起こること、そしてその病原体が同じ方法で再び観察できること、などの条件が必要だと昔から言われてきました。病気の原因は微生物とは限りませんから、さらに解明は困難なものとなります。

ところで、前節で示したグラフは、「R言語」と呼ばれる無料ソフトウエアを利用し、分析したものです（文献1）。このソフトは世界中で使われており、最近では米国食品医薬品局（FDA）も使用を認めたとされています。しかし、わかりやすい説明書がなく、かつ世界中の研究者がボランティアで新機能をどんどん追加しているため、プログラムコードがブラックボックス化してしまい、手探りで利用するしかないという状況に陥っています。

そのため、前節に掲載したグラフが、正しいかどうかの検証ができていません。実際、グラフの形に不自然さも認められるため、改めて分析プログラムを自作して、計算をやり直してみ

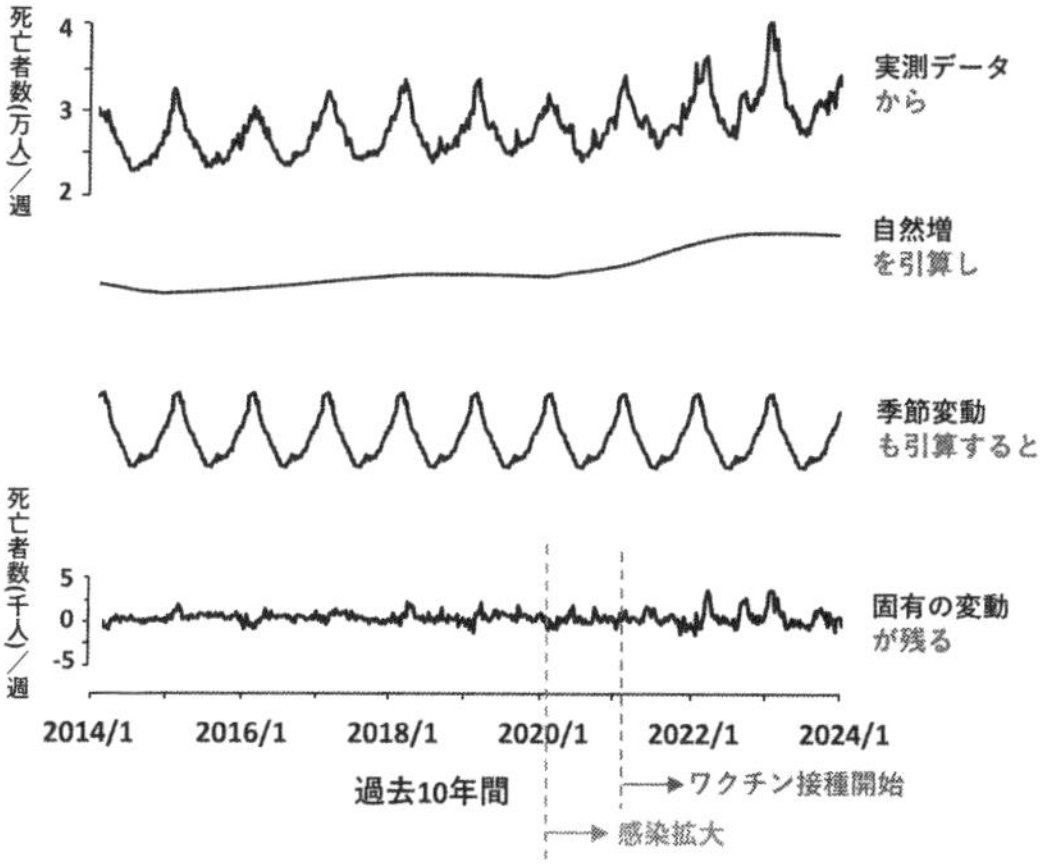

図 11

ることにしました。その結果が図11です。

図中、最下段のグラフが、前節で提示したものとは大きく異なっています。以後、この結果をもとに、分析を続けていくことにします。

次頁の図12は、ワクチン接種数と総死亡者数を改めて表示したものです。自然の増減と季節変動を引算した結果ですから、マイナスになっている部分もあります。接種回数のグラフには５つのピークが認められます。最初の２つでは、「３週、または４週間隔で２回接種を受けること！」との脅迫的なメッセージが国から発せられていた時期と重なり、多くの人が２回ずつ接種会場に駆け込んだ様子がうかがえます。

最初の２つのピーク（①と②）の前後は、なぜか死亡者数の増減がはっきりしません。一方、その後の③～⑤は比較的明瞭なパターンを示していることから、この３ヵ所を拡大して並べてみたの

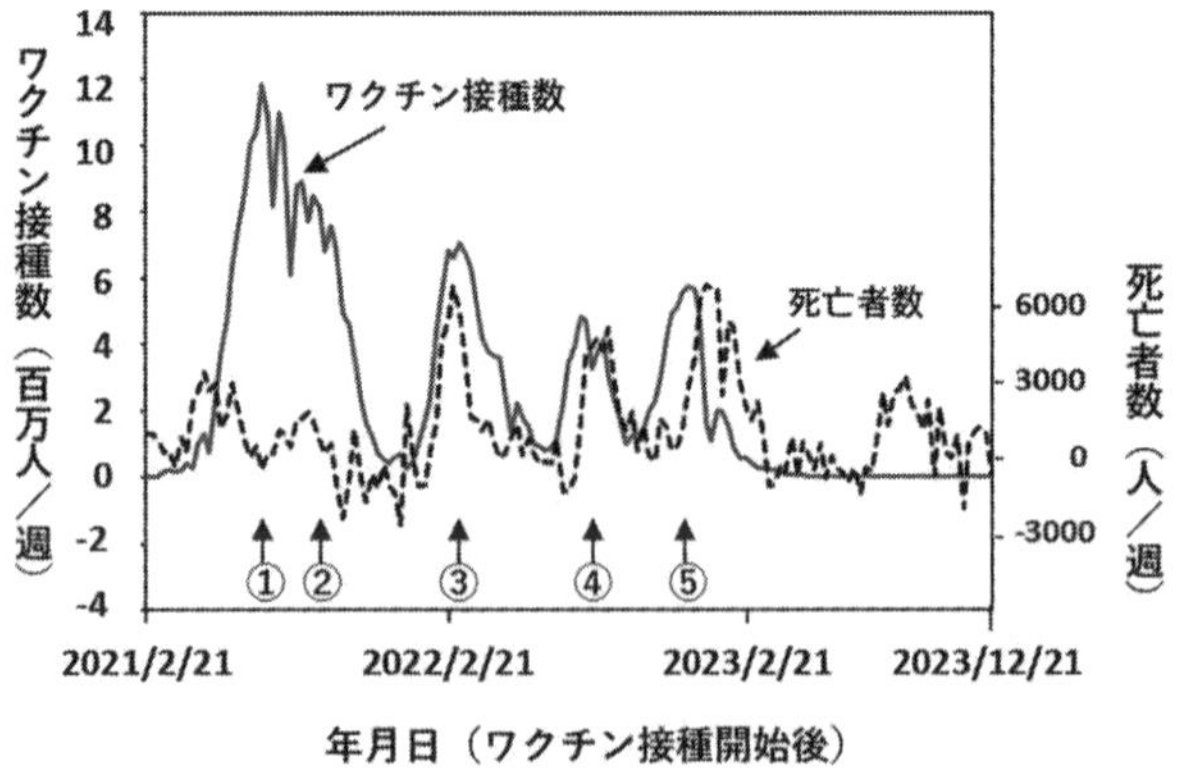
ワクチン接種数（百万人／週）
ワクチン接種数
死亡者数
死亡者数（人／週）
14
12
10
8
6
4
2
0
-2
-4
6000
3000
0
-3000
①
②
③
④
⑤
2021/2/21
2022/2/21
2023/2/21
2023/12/21
年月日（ワクチン接種開始後）

図 12

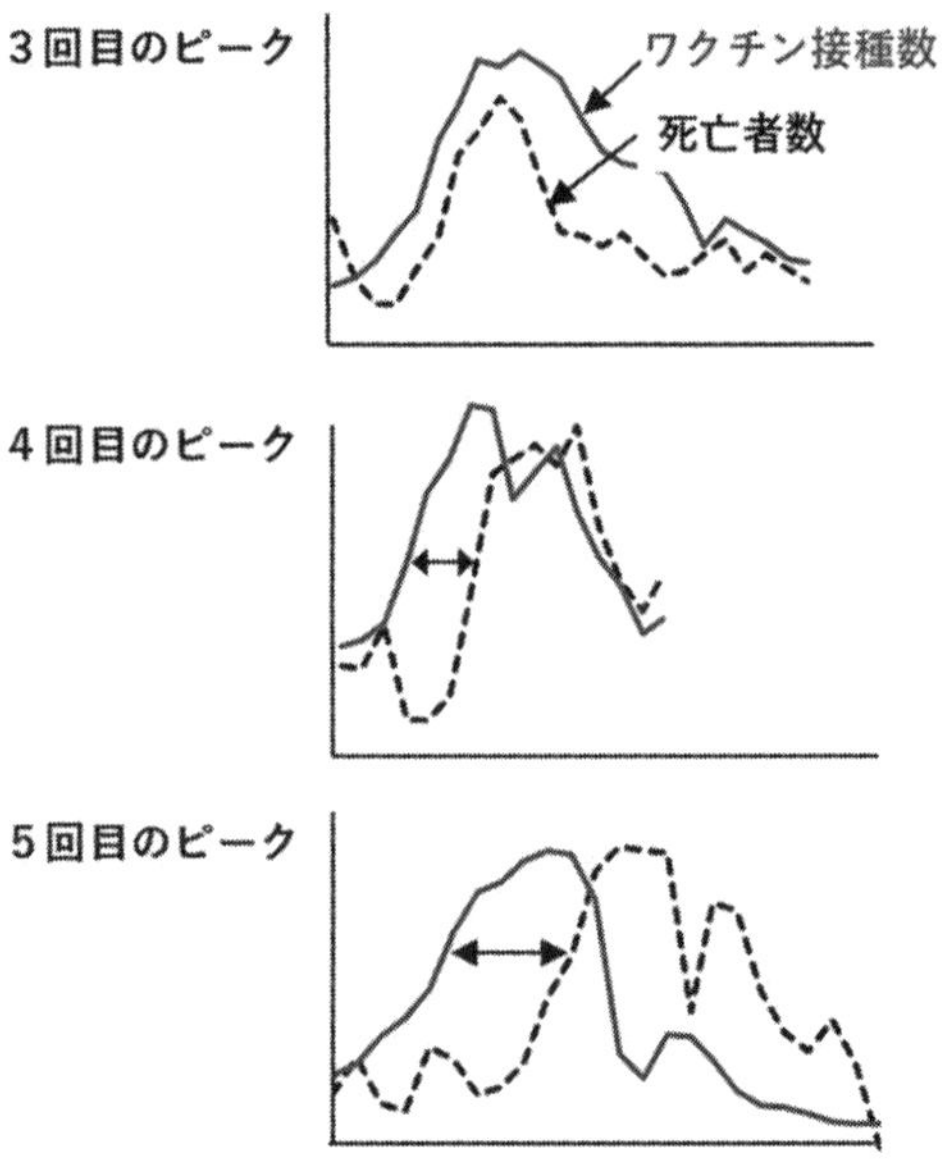
3回目のピーク
ワクチン接種数
死亡者数
4回目のピーク
5回目のピーク

図 13

が図13のグラフです。

３回目から５回目にかけて、２つのグラフ（ワクチン接種数と死亡者数）が徐々に離れていっているように見えます。それがなぜなのか、また両者のパターンがどれくらい似ているのか、そして最終的に両者の因果関係（原因と結果の関係）は証明できるのかなど、謎解きをさらに進めていきます（文献２）。

【参考文献】
1) The R project for statistical computing. https://www.r-project.org/, accessed: Jul 20, 2024.
2) 岡田正彦『「考える力」がつくやさしい数学』講談社＋α新書，2002.

６　真の関係、見かけの関係

互いによく似たグラフの形から、どんなことが言えるのか、あるいは何も言えないのかを考えてみます。

このような問題を考えるとき、必ず利用される指標があります。相関係数と呼ばれ、社会のさまざまな出来事を整理するために昔から使われてきたものです。まず、この指標がどのようなものか、理解を深めておくことにします。

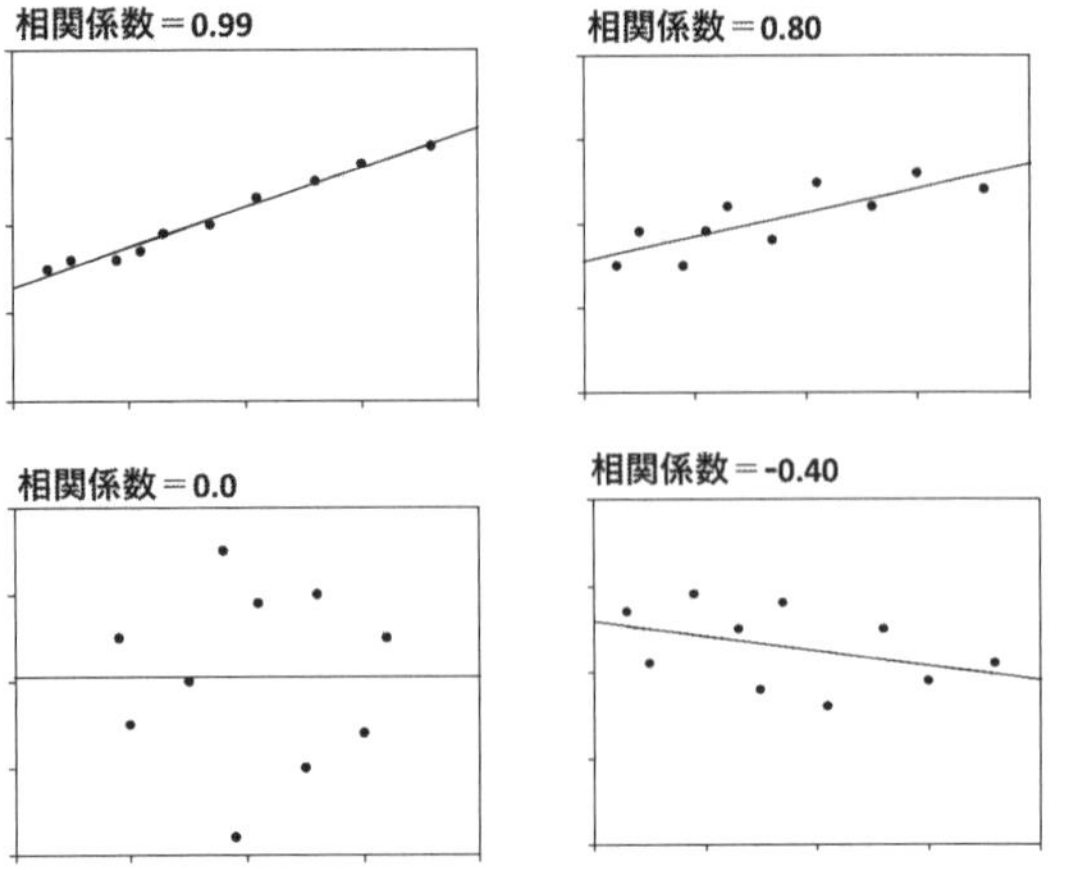

図 14

図14の４つのグラフは、４種類の模擬データで相関係数を求めたシミュレーションの結果ですが、完全に正比例であればプラス１、無関係であればゼロ、完全に逆比例であればマイナス１となります。

直感的にわかりやすい例で考えてみます。図15は、コレステロールの値が高くなるのは太っているせいなのか、という素朴な疑問に答えるために、私が実態調査をした約２千人のデータをまとめたものです。図の横軸は肥満度（ＢＭＩ）で、縦軸は血液中の悪玉コレステロールの検査値です。

両者が無関係であることは、難しい分析をするまでもなく見た目であきらかです。このデータで相関係数を求めたところ０・01となり、限りなくゼロに近いこともわかりました。つまり、肥満がコレステロール値を上げているわけでは

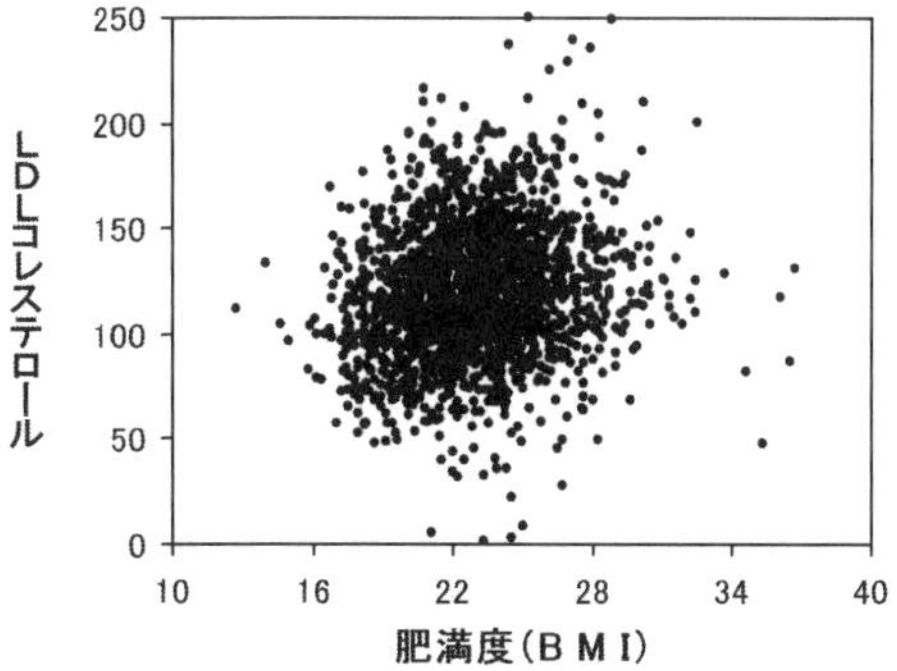

図 15

ないことが、ほぼ証明できたことになります。

次頁の図16の左側は前節で取り上げたもので、「ワクチン接種数」と「死亡者総数」の関係を表しています。3回目以降、両グラフが少しずつ離れていっているように見えます。そこで、それぞれ2つのパターンの相関係数をまず計算し、次に「死亡者数（点線）」のグラフを1週分だけ後方（右）にずらして、再び計算をします。さらに2週分、3週分……とずらしながら相関係数の計算を繰り返してみました。

その結果を棒グラフにしたものが、それぞれ右側の図です。斜線で表した棒グラフは、相関係数がもっとも高かったときを示しています。つまり、パターンがぴたり重なるということです。上段は0日、中段は3週目、下段は6週目が最高値でした。ずらした週の数を、かりに「潜伏期」と呼ぶことにします。

どの図も、斜線の棒グラフの高さ（相関係数）は0・8前後になっています。先に示したシミュレーション結

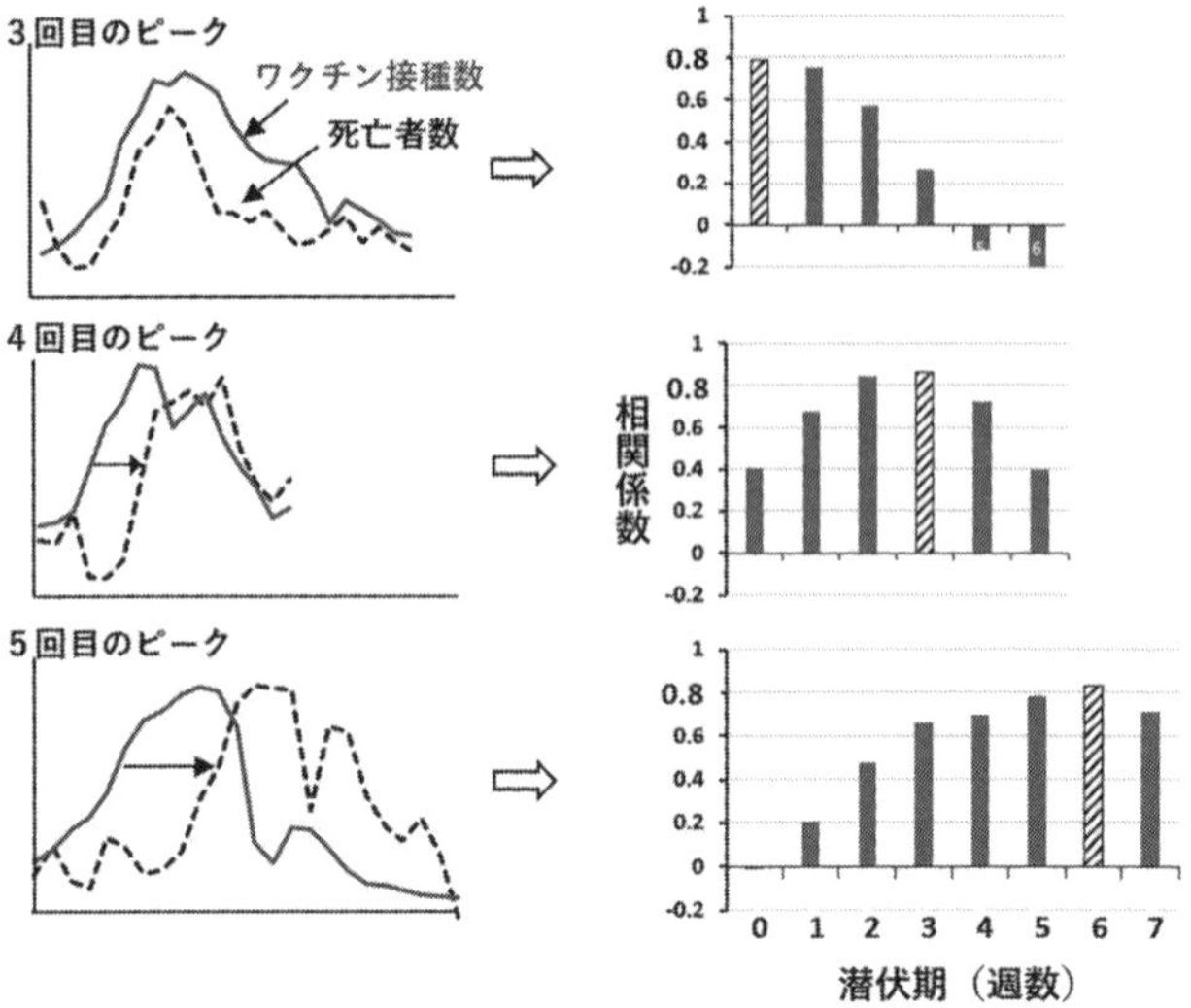

図 16

果から、0・8という値はかなり強い関係にあると言えます。統計学では、強さを客観的に示すため「検定」という処理を合わせて行いますが、その計算結果も「あきらかな相関あり」でした。

では、両者は因果関係にあると言ってよいのでしょうか？

昭和の中ごろの新聞に「砂糖の取り過ぎが家庭内暴力を招く」という記事が載っていたことがあります。両者の相関係数が高かったから、という理由でした。しかし砂糖の消費量は戦後、急激に増え、またメディアの発達により家庭内暴力のニュースも急増し、報告値もそれにつれて増えてきただけであることが、あとになってわかりました。

つまり「時代の流れ」という背景因子が

それぞれを加速させただけであって、両者に直接の因果関係はなかったのです。

特定の原因が特定の結果をもたらすかどうかの検証は、昔から医学研究の大きな課題でした。いまから半世紀も前、ブラッドフォード・ヒルという研究者が、因果関係を証明するための8条件をまとめています（文献1）。詳細は省略しますが、当データはその条件を以下のとおり、すべて満たしているのです。

1　相関係数が非常に大きい
2　背景因子をできるだけ取り除いている
3　原因と思われる出来事が先にあり、結果があとに起こっている
4　他の地域（外国）でも同じ状況が認められている
5　関係性が医学的・生物学的に納得できる
6　ワクチンのリスクは昔から論じられており、妥当性がある
7　医薬品によって死亡者数が増えたという事例は、これまで無数にある
8　原因と思われる出来事の強さや回数が結果に影響を与えている

感染者数のピークとは関係がないのか（文献2）、あるいは接種の回数が進むにつれ、なぜ潜伏期が長くなっていくのかなど謎もまだ残っていますが、参考となるデータがなく、いまのと

ころ判定は困難です。

【参考文献】
1) Redert A, Causal effect of covid vaccination on mortality in Europe. ResearchGate, Feb 24, 2023.
2) Rancourt DG, et al., COVID-19 vaccine-associated mortality in the Southern Hemisphere. Correlation Research in the Public Interest, Sep 17, 2023.

7 接種回数が増えるとなぜ死亡までの日数が延びるのか

ここまで、新型コロナワクチン接種と死亡者数との関係について、公表されているデータをもとに分析を進めてきました。本節はそのまとめです。

これらの内容をホームページに掲載した際、

「コロナに感染した人の増減にも影響されるのではないか」

「接種を5〜6回繰り返したら死ぬ個体があきらかに増えたという動物実験がある」

「数回の接種で生き残った人は抵抗力が強いのではないか」

など、貴重なコメントをいただきました。

さて、ここまでの分析結果は、「ワクチン接種回数」とその後の「総死亡者数」との間に統計学的にあきらかな関係があることを示しています。一方、両者に影響を与える因子がほかにはないのか、そして「接種回数が多くなるにつれ、なぜ死亡に至る日数が長くなっていくのか」が未解決の問題として残っています。

新型コロナワクチンの接種は、世界中どこでも高齢者優先でした。当然、死亡する割合は高齢者ほど高くなります（文献1）。ワクチン接種で死亡者が出たというニュースを聞いて接種をためらう人も多く、やがて「打て！　打て！」の同調圧力に負けて接種する人は増えていたはずです。つまり感染の流行パターンと死亡者数の増減は、無関係とは言えないのかもしれません。

参考になるのは、このテーマで多数の論文を発表しているオランダの研究者が、子細にデータを分析し「接種回数と総死亡者数の関係は感染の流行パターン（たとえば第５波、第６波…など）に影響されない」と報告していることです（文献2）。

したがって残る謎は、接種回数が多くなるにつれ、なぜ死亡するまでの日数が長くなるのか、の一点となります。

接種を繰り返していくと、副作用による致命率が高まっていくことは、多くの動物実験による研究が示しているところです。しかし残念ながら、本書を執筆している時点で、日数が長くなるという謎を解くための研究データは見つかっていません。

【参考文献】
1) Suzuki H, et al., Autopsy findings of post-COVID-19 vaccination deaths in Tokyo Metropolis, Japan, 2021. Leg Med, Aug 20, 2022.
2) Redert A, Causal effect of covid vaccination on mortality in Europe. ResearchGate, Feb 24, 2023.

8　ワクチン副作用の実情とは

ワクチンの副作用で長期にわたり苦しんでいる人が少なくありません。そんな実情の一端をご紹介します。

ある女性の場合

関西在住のAさん（42歳）は、突然、激しいめまいに襲われました。その3週間ほど前、一大決心をして新型コロナワクチンの1回目接種を受け、何ごともなくホッとしていたところだったのです。すぐに病院へ行き、さまざまな心臓の検査を受けましたが、どれも異常はありません。次に神経内科のある病院を探し、脳のＭＲＩ検査などをしてもらいました。しかし、やはり異常は見つかりませんでした。

どの病院でも、医師からは「何も問題がないので、2回目のワクチン接種を必ず受けるように」と言われたそうです。しかし、あまりの辛さに2回目の接種は受けないことに決めました。今度は耳鼻科を受診しましたが、同じことが繰り返されるばかりでした。この間、９種類の薬が処方されています。

しばらくしたある日、皮膚がかゆいことに気づきました。胸にポツポツと赤い斑点があります。Aさんは、もしかしてワクチンの影響ではないかと考えるようになりました。皮膚科では白癬菌や疥癬の検査を受けましたが、どれも陰性だったため、塗り薬が処方されただけでした。しかし、めまいとかゆみはしだいに悪化。やがて両足に力が入らず、歩くことも辛くなってきました。

残る頼みの綱は大学病院です。紹介を書いてもらいましたが、場所は県外でした。自力で移動することができないため、高額の料金を支払ってタクシーで行くしかありませんでした。

大学病院の診察室に入ると、いきなり医師から「ワクチンの副作用は接種してから2、３日以内に起こるもの。どこも悪くないから、これで診察は終わり」と高圧的に告げられたのです。この先どうすればいいのかわからなくなり、家にとじこもるばかりの日々を過ごしているそうです。「タイムマシンで、幸せだったあのころに戻りたい」というのがAさんの願いです。

ある男性の場合

東北地方のある都市に住むBさん（52歳）は、ワクチン接種を受けた1ヵ月後、足首が腫れていることに気づきました。整形外科でレントゲンを撮ってもらったところ、変形性関節症との診断でした。

しばらくすると、太ももが痛く、足を挙げようとすると違和感を覚えるようになりました。病院で受けたMRIなどのなどの検査は、すべて異常なしでした。しかし、症状はしだいに悪化し、エスカレーターを踏み外したりするようになり、横になって過ごす日が多くなっていきました。

ネットでいろいろ調べているうち、「ワクチン副作用外来」と表示したクリニックが郊外にあることがわかりました。早速、受診しましたが、毎日のように点滴が行われ、漢方などの薬も次々に処方されました。いくら通っても効果がなく、むしろ症状は悪化していることを伝えたところ、医師の態度が急変。「もう当院で診れないから」と告げられたのです。結局、5つ以上の医療機関を受診しましたが、何も解決しませんでした。

ある日、Bさんは予防接種健康被害救済制度なるものがあることを知りました。しかし市役所の窓口では、膨大な書類や証明書が必要であることと、手続きに1年から1年半以上かかることが告げられました。

そのころには、歩けないばかりか、体を起こすこともままならず、書類を記入することさえ難しくなっていました。職を失い、貯金も底をつきそうになっています。ワクチン被害の相談窓口を探し出し、手当たりしだいに電話をかけましたが、どこも話を聞いて終わってしまうだけでした。

Ｂさんは、「命の危険を感じている。誰か助けて！」と訴えています。

（以上は、私のホームページに寄せられた多数のお便りを編集したものです。特定の人を指してはいませんが、個々のエピソードはお便りのままとお考え下さい）

まとめ

「自分の周りにワクチンで不幸になった人はいない。みんな騒ぎ過ぎでは！」というコメントがＳＮＳに掲載されていました。しかし、ここで紹介したような実情があるのも、また確かです。残念ながら、ワクチンの副作用を証明する方法も、また否定する方法もまだありません。

未知の困難に対処する人々の知恵と思いやりが、いま問われています。

9　世間から見放された人々

同様の被害に遭い、世間から見放された人たちの状況とその背景を探ってみます。

救済制度の概要

重度の健康被害で日常生活が送れなくなった人、寝たきりになった人、あるいは身内を失った人に対しては、いくつかの救済制度が一応あります。

ワクチンに特化すれば「予防接種健康被害救済制度」があり、コロナワクチンでは、2024年8月30日現在で1万1863件の申請が受理され、うち1万2222件の審査が終り、228件が「否認」と判定されています(文献1)。

(ワクチンとは無関係に)何か体の不調があり、生活や仕事などが制限されるようになった場合、国民年金や厚生年金に加入していれば、障害年金を申請する方法もあります(文献2)。

介護施設への入所も選択肢のひとつです。特別養護老人ホーム(特養)は、介護保険の審査で介護度3以上を認定され、かつ年齢が65歳以上の人が対象となっています。特例で、国が定める16の疾病(脳卒中、末期がんなど)のいずれかが認められれば、40歳以上で申請可能です(ワクチンの副作用は含まれていない)。もう一つは介護老人保健施設(老健)です。対象年齢は特養と同じですが、介護度は1以上で利用できます。

最終的な救済制度が生活保護です。申請に当たっては「預貯金、あるいは生活に利用していない土地・家屋を売却し、それらのお金をまず使うこと」、「働く能力があれば働くこと」、「親族から援助を受けることができれば、まず受けること」など多くの条件をクリアする必要があります。申請が認められれば医療費も支出されるようになりますが、種々の制約もあります。

立ちはだかる制度の壁

このように、わが国にはセーフティネットともいえる制度が一応あるのですが、そこにはいろいろな壁が立ちはだかっています。

たとえば、どの制度を利用する場合も医師の診断書（介護保険の場合は意見書）が必須になっているのですが、「ワクチンの副作用」という言葉を口にした途端に話がこじれ、医師との信頼関係が破たんしてしまうという状況がいまだ続いています。

障害年金の場合、対象となる病気や障害の種類が非常に多く、それぞれ診断書の記載事項も多岐に渡るため、専門外の医師には作成が困難です。年金の有効期限が過ぎれば更新の手続きが必要となりますが、最初に診断を受けた際の検査データなどの情報が必要になるため、同じ医療機関に依頼するしかありません。

しかし、医師との信頼関係が崩れてしまうと、別の医療機関を探すしかなくなります。新たに依頼を受ける医師のほうは、過去の検査データや経緯を十分に把握しないまま、うっかり更新の診断書を作成してしまうと、あとで虚偽記載の罪を問われかねず、簡単に引き受けることができないのです。

ワクチン被害に理解があり、かつ特定の病気や障害に専門的知識を持つ医師……。そんな医師を探し出すのは不可能に近い話です。

最後の砦ともいえる生活保護を受けることができたとしても、問題が解決するとは限りません。かりに親子、あるいは夫婦などで生活保護を受けたのち、一方が介護を必要とするようになり、施設に入所できたとします。その途端、家賃補助が大幅に減額されてしまい、より安いアパートに引っ越すよう行政から指導を受けることになります。しかし自身がワクチンの副作用で寝たきりでは、引っ越しすることもままならず……、と悲劇の連鎖に陥るのです。

救済制度に申請をしたにもかかわらず「否認」の判定を受けてしまい、役所の相談窓口に駆け込んだところ「管轄外」と言われ、途方に暮れている人も少なくありません。役所の縦割りも立ちはだかる壁のひとつとなっています。

コロナワクチンのせいで日常生活が送れなくなり、すべての制度から見放されてしまった人たちが、「生きていく希望を失った」、「望みは体を元に戻してほしいだけ」と、助けを求めています。しかし、行政は定められた制度の範囲内でしか対応できず、医師は大きな法律的責任を負っているため親切心だけで行動することができず、このようにこじれた状況にあってはボランティアが対応するのも困難です。

昨今のニュースに目を向けると、裁判所の判決がきっかけで、世論が大きく変るという出来事が相次いでいます。見放されてしまった人々を救うには、やはり裁判の力を借り、「人に優しい世の中」に少しでも変わることを期待するしかなさそうです（文献3）。

【参考文献】

1）予防接種基本計画における予防接種健康被害救済制度の検討について．厚生労働省，Sep 9, 2024, https://www.mhlw.go.jp/content/10900000/001301196.pdf

2）障害基礎年金の受給要件・請求時期・年金額．日本年金機構，2024, https://www.nenkin.go.jp/service/jukyu/shougainenkin/jukyu-yoken/20150514.html#cms01

3）暉峻敏子『豊かさとは何か』岩波新書，1989.

第3章　コロナワクチン薬害訴訟

1　コロナワクチン健康被害訴訟では何が争われるのか

現在、コロナワクチン健康被害に関する国家賠償請求訴訟がいくつか起こされています。すでに原告の訴えを全否定する国や製薬企業側の姿勢もあきらかとなっていて前途多難です。その背景も踏まえて、コロナワクチン裁判では何が争われるのか、何で争うべきなのかを考えてみることにします。

これまで私のホームページでは、皮膚、心臓、腎臓、肺、血管などの組織に対する免疫組織染色（スパイク蛋白を特殊な方法で染めて顕微鏡で観察する方法）がワクチンとの因果関係を示す決定的な証拠になるはずと、繰り返し訴えてきました。しかし、そのためには生検や病理解剖などが行われて、組織の一部が保存されている必要がありますが、この条件を満たす事例はほとんどないことがわかってきました。

では、接種した腕の側の半身に症状が認められた場合、因果関係を示す論拠となるでしょうか？　国家賠償請求の訴状のひとつには、接種したと同じ左半身にさまざまな症状が現れたと記されていました。これに対し、ワクチン接種会場を運営した地方自治体（市）は、裁判所に提出した答弁書の中で、「接種したのが左右どちらの腕か不明である」と反論しています。

そこで、ワクチンを接種した腕と同じ側に副作用が起きやすいのかどうかを検証してみることにします。たとえば、ワクチンの一般的な副作用として昔から知られているベル麻痺の症状は、左右いずれかの顔面に生じるものですが、接種した腕と同じ側に多いかどうかは報告データがなく、残念ながら不明です。昔から左側に多いことも知られていましたので、たとえ左腕に接種したあと同側の顔面にベル麻痺が生じても、ワクチンのせいとは言えないことになってしまいます。

帯状疱疹も、その外見から左右差があきらかな病気で、接種後の副作用のひとつであることも知られています。世界の統計によれば、右利きの人が約９割だそうですから、利き腕と反対の左側に接種している人が多いはずですが、ワクチン接種後の帯状疱疹をまとめた論文によれば、左側と右側の発生数はほぼ同じでした（文献１）。

つまり、接種した側にベル麻痺や帯状疱疹、あるいは眼症状などを認めたことをもってワクチンの副作用であるとする主張は、被告側（国や製薬企業など）から、簡単に反論ができてしまいそうです。

残された論点

では今後、裁判を有利に進めるための絶対条件は何なのでしょうか？

残された論点のひとつは、新型コロナワクチンを評価した数々の学術論文に認められた分析法の誤りとデータの不正操作です。この点にこそ、国家を相手とする裁判の意義があるのではないでしょうか。

国も専門家も、後ろ向き調査、とくに「テスト・ネガティブ分析の結果」を正しいものと信じて疑いません。この分析法は、コロナの検査を受けて「陽性になった人たち」と「陰性だった人たち」の接種歴を比べるという単純なものですが、著しく信頼性を欠いています。この問題については、あとの章であらためて触れることにします。

そして、この誤解こそが、ワクチンを信奉する「世論」を形作っています。私のホームページあてに届いたお便りの中に、「チャットGPTにワクチンの意義を聞いてみた」という興味深いものがありました。以下はAIの回答ですが、そんな世論をまさに反映したものとなっています。

Q　新型コロナワクチンは安全ですか？

A　完全にリスクのないワクチンはありませんが、特にパンデミックによる健康、社会、経済への重大な影響を考えると、新型コロナワクチン接種の利点は潜在的なりスクをはるかに上回ります。ワクチン接種は、コロナの蔓延を制御し、パンデミックを終わらせるための重要なツールです。

当然、裁判官もこんな世論につられて、判決を下してしまうに違いありません。論文データの不正や後ろ向きの欠陥を世に問うために必要な知識は、難しい数学の問題でもなければ、医学の問題でもありません。よく考えれば誰にでもわかるはずの、この簡単な話を、人々の感性にどう訴え、誤りを正していくのか、という知恵くらべになるのではないでしょうか。

加えて、ワクチンを接種した人たちほど感染しやすかったという厳然たる事実があることも、争点として忘れることはできません（文献２、３）。

【参考文献】

1) Desai HD, et al., Can SARS-CoV-2 vaccine increase the risk of reactivation of varicella zoster? a systematic review. J Cosmet Dermatol 20: 3350-3361, 2021.
2) Subramanian SV, et al., Increases in COVID-19 are unrelated to levels of vaccination across 68 countries and 2947 counties in the United States. Eur J Epidemiol, Sep 30, 2021.
3) COVID-19 & Winter Statistical Report. Public Health Scotland, Feb 16, 2022.

2　製薬企業に対する訴訟が増加

新型コロナワクチンによる健康被害に対して国家賠償を求めた訴訟が、国内で少なくとも4件あります（文献1）。米国でも、議員がmRNAワクチンを禁止する法案を提出したり、州の司法長官が製薬企業を訴えたという話が少なくとも3件ありますので、概要をまとめました。

1件目は米国のアイダホ州で、共和党議員が「mRNAを利用したワクチンをいっさい禁止する」という主旨の法案を議会に提出したという出来事です。

2件目は、テキサス州の司法長官がファイザー社を告発したというニュースです（文献2、3）。容疑は、「有効率を95%と宣伝しているが、対象者の総数が反映されない方法で求めたもので、消費者の誤解を誘うように仕組まれている、正しい計算では0・85%にしかならない」、「調査はわずか2ヵ月間しか行われておらず、2ヵ月後にどうなるかわからない状況だった」、「人から人への感染を実際に防げるかどうかが証明されていない」などです。

さらに、「実際、一部の地域では、ワクチン接種がいっせいに開始されたあと、感染して死亡した人の割合が高くなっていた」、「ワクチンの欠陥を指摘する人たちを威嚇し、犯罪者呼ばわりした」、「SNSなどのメディアに対し、真実を語る人たちを黙らせるよう強権的に介入した」など、わかりやすい言葉とともに、市民が受けた不利益を断固として回復させる、と決意

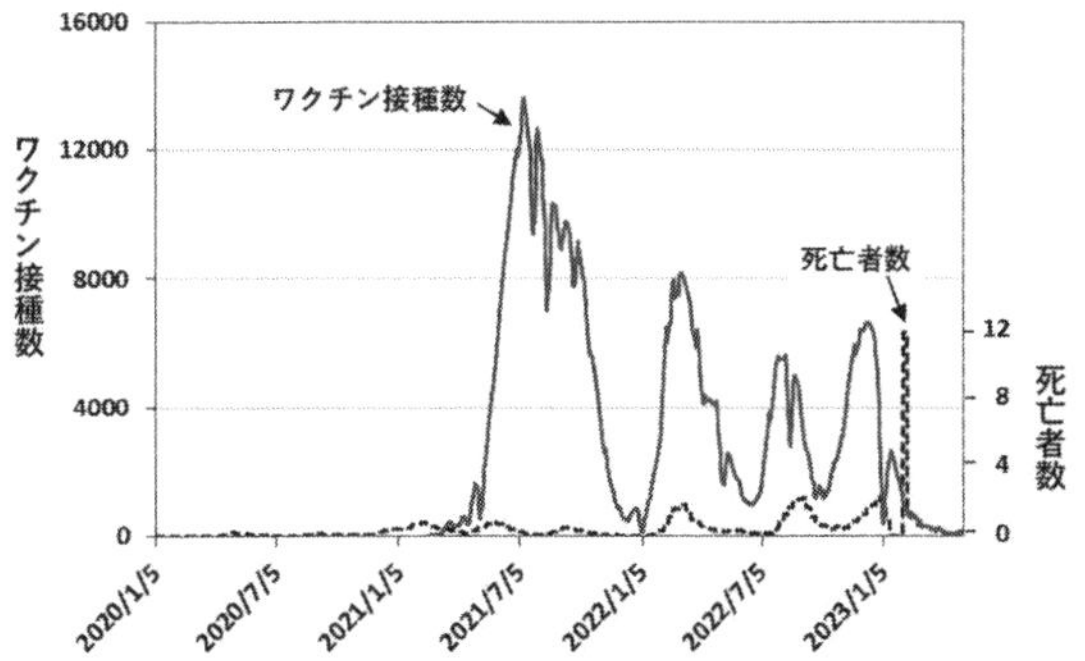

図 17

表明をしています。

訴状の中で気になるのは、ワクチン接種の開始後、感染して死亡する人の割合が高くなっていた、との指摘があることです。そこで、日々のワクチン接種件数と（ワクチン接種とは無関係に）コロナ感染で死亡した人の数をグラフにしてみました（図17、39頁の図８を再掲載）。データは日本人のものですが、海外の組織が集計し、国際比較のため人口百万人当たりの人数で補正したものとなっています（文献４）。いかがでしょうか。

もうひとつの訴訟は、カンザス州の司法長官によるものです（文献５）。

訴状の内容は、「ファイザー社は、このワクチンに心筋炎、心外膜炎、流産、死亡など深刻な副作用があることを知りながら、安全であるとの虚偽の説明をした」、「ワクチンを接種したかどうかにかかわらず、カンザスの消費者保護法にあきらかに違反している」、「ウソで固めた欠陥商品の使用を強要された一般市民のため、正義の戦いをする」などとなっています。これらの罪状で、15億円の制裁金を課すとのことです。
この訴状で特筆すべきは、「ファイザー社は独自の副作用データベースを持っていて、米国のワクチン有害事象登録システム（VAERS）の全データと米国疾病予防管理センター（CDC）のデータをすべて含み、なおかつ消費者や医師からの通報、さらに学術誌に発表されたデータまで網羅しているが、公開していない」との主張がなされていたことです（文献6）。
日本で行われている裁判でも、製薬企業に対する徹底した情報公開請求が、勝訴への突破口となるかもしれません。

【備考】州の司法長官について

州の司法長官は日本にはない制度で、一般市民の投票によって選ばれる身分。元米国大統領のビル・クリントン氏も一時期、この肩書きを有していました。政治家への登竜門としての側面もあり、州の司法長官の言動には多少の政治色がつきまといます。

【参考文献】

1)『ワクチン薬害救済基金 特設サイト』https://kiharalaw.jp/vaccine-drug-relief-fund/#jump_vaccinelogcat2-sub1
（木原功仁哉法律事務所の許諾を得て引用）
2) Attorney General Ken Paxton sues Pfizer for misrepresenting COVID-19 vaccine efficacy and conspiring to censor public discourse. Ken Paxton Attorney General of Texas, Nov 30, 2023.

3) Stempel J, Pfizer is sued by Texas over COVID vaccine claims. Reuters, Dec 1, 2023.
4) Our World in Data. https://ourworldindata.org/search?q=covid-19, accessed: Jun 27, 2024.
5) Phengsitthy N, Kansas sues Pfizer over Covid-19 vaccine's safety, efficacy. Bloomberg Law, Jun 18, 2024.
6) Pierson B, Kansas accuses Pfizer of misleading public about COVID vaccine in lawsuit. Reuters, Jun 18, 2024.

3　裁判に備える　製薬企業の反論とは？

次に、被告・製薬企業が裁判所に提出した反論の書面（文献１で公開中）を解読し、その攻略法を考えてみます。

そのひとつが、ワクチン接種の副作用で体調を崩した人が起こした裁判で、原告と被告との間で交わされた資料です。

書面の中で、製薬企業は原告の訴えに対して次のような反論をしています。

まず、かなりの頁数をさいて、新型コロナワクチンによる免役反応を説明しているのですが、あたかも素人に教えを説くがごとく、図入りの子細な内容となっています。

裁判を起こす側の人は、製薬企業によるこれら難解な説明で「煙《けむ》にまかれる」ことがないよう準備しておく必要があります。ただし、ヒトの免疫システムは非常に複雑で、無数の専門用語も出てくるため簡単ではありません。

同企業は書面の中で、ある論文（文献３）に基づいたと記しています。その論文とは、企業と無関係と思われる中国の研究者が２０２２年に書いたもので、新型コロナワクチンが世界中に行きわたったあとで発表されたものでした。専門的な情報を持っているはずの製薬企業が、なぜ一介の研究者の記事を取り上げたのかは不明です。

免疫の基本を説明した文章にも気になる点があります。いささか細かすぎる内容ですが、雰囲気は感じていただけるものと思います。

たとえば、ｍＲＮＡによって細胞内で再生されたスパイク蛋白は、「ＭＨＣクラスⅠによって新型コロナウイルスのスパイクタンパク質に特異的なＣＤ８陽性ナイーブＴ細胞に抗原提示される」と記されています（ＭＨＣは、細胞内のウイルス断片の情報を免疫細胞に知らせる働きをする）。

中国の研究者が書いた解説記事をよく読んでみると、この部分の記述はスウェーデンの研究者が発表した論文（文献４）を引用した形になっていました。そこで、引用されている論文をさらに手繰ってみたところ、「ＭＨＣクラスⅠが……」と確かに書いてありましたが、実験データの言及はなく、他の文献を引用した形跡もありませんでした。新型コロナ感染症の場合、不明な点がまだ多く、このような記述は、本当はできないはずなのです（文献５）。

製薬企業が引用した論文は２０２２年の発表ですから、すでに新型コロナワクチンが世界中に広まっていた時期であり、ワクチンを実際に使った実験もできたはずです。この論文の記述は、新型コロナワクチンに関する最新情報とは無関係で、ただ免疫学の教科書などから書き写したただけのものだったのではないでしょうか。

細かな技術論の応酬に備える

ノーベル賞を受けたワイズマン、カリコの両氏は、ｍＲＮＡが細胞に及ぼす影響について網羅的な実験を行っており、ＭＨＣについて言及してる論文も確かに存在します。しかし、エイズウイルスの一部たんぱく質をコードする（改造ではない）ｍＲＮＡを、昔から知られている方法に従って免疫細胞に注入し、ＭＨＣクラスⅠの挙動を調べたもので、新型コロナワクチンとはまったく異なる原理のものでした（文献6〜8）。

それにしても製薬企業は、この研究成果を書面の中でなぜ引用しなかったのでしょうか。この2人の研究者は、よく知られているように新型コロナワクチンを製造・販売している2つの製薬企業の双方と深い関わりがあり、かつ両社は特許を巡って係争中でもあることから、利害関係が複雑なのかもしれません。

裁判のために交わされている書面の多くは非常に分厚く、中には150頁を超えるものもあります。重箱の隅をつつくようなやり取りになっていますが、裁判はこのように（揚げ足とりのような）細かな技術論の応酬になるものと予想されるのです。

「新型コロナワクチン事件」をより良い方向で決着させるためには、（とくにこれから裁判など考えている人は）製薬企業による専門性の高い「反論」を事前に予測し、明確に論破できるよう準備をしておく必要があります。

【参考文献】
1) https://kiharalaw.jp/vaccine-drug-relief-fund/#jump_vaccinelogcat2-sub1（木原功仁哉法律事務所の許諾を得て引用）
2) Berg JM, et al., eds, Biochemistry. 8th edition, W.H. Freeman & Company, New York, 2015.
3) Fang E, et al., Advances in COVID-19 mRNA vaccine development. Signal Transduct Target Ther, Mar 23, 2022.
4) Cagigi A, et al., Immune responses induced by mRNA vaccination in mice, monkeys and humans. Vaccines, Jan 18, 2021.
5) Wherry EJ, et al., T cell immunity to COVID-19 vaccines. Science, Aug 19, 2022.
6) Weissman D, et al., HIV gag mRNA transfection of dendritic cells (DC) delivers encoded antigen to MHC class I and II molecules, causes DC maturation, and induces a potent human in vitro primary immune response. J Immunol 165: 4710-4717, 2000.
7) Ni H, et al., Extracellular mRNA induces dendritic cell activation by stimulating tumor necrosis factor-α secretion and signaling through a nucleotide receptor. J Biol Chem, Jan 9, 2002.
8) Karikó K, et al., mRNA is an endogenous ligand for toll-like receptor 3. J Biol Chem, Jan 15, 2004.

4　国家賠償を巡る原告と被告の攻防　その1

新型コロナワクチン被害に対し国家賠償を求めた裁判では、製薬企業から膨大な反論の書面が裁判所あてに提出されています。公開中の書面から、さらに分析を深めます。

その書面のひとつ（文献１）は、「本ワクチンの作用機序」、「発症予防効果」、「感染予防効果」、「重症化予防効果」、「安全性」などからなっています。そのうち作用機序に対する疑義は、前節の記事でまとめましたので以下は、製薬企業が「主張」する発症予防効果と、それに対する私の考察（矢印以下）です。

主張１　培養細胞を使った実験で抗原（スパイク蛋白）の発現を認めている

↓　実際のコロナワクチンとは異なり、旧来のトランスフェクション試薬（ＤＮＡやＲＮＡを、細胞膜を貫通させて内部に送り込むための化学物質）を用いた実験であり、新型コロナワクチンの効果を示したことにはならない。またＤＮＡによる実験も引用しているが、ｍＲＮＡではないため論外。

主張２　マウスの実験でＴｈ１優位の免疫反応を認めている

↓　Ｔｈ１は、ウイルス感染などさまざまな場面で生ずる一般的な免疫細胞のひとつであり、これをもってワクチンの発症予防効果を証明したことにはならない。サルで行われた実験も同様（文献２）。

表1

	ワクチン接種あり	ワクチン接種なし
対象となった人の数	18,198 人	18,325 人
感染した人の数	8 人	162 人
総追跡期間（1000 人年）	2.214	2.222
平均追跡日数	44.41 日	44.26 日
うち、重症化した人の数	1 人	9 人

主張3　ワクチン接種したサルを感染させたら臨床症状、X線、解剖所見に差を認めた

↓　同書面中、臨床症状、胸部X線及びCT検査、解剖後の肉眼的観察、病理組織学的検査についてワクチン接種個体と非接種個体の結果を並べた表が提示されているが、両者でほとんど差が認められない。唯一、胸部X線及びCT検査で軽度の差を認めたとしているが、病理解剖の所見と一致していないのは不自然だ。

主張4　感染予防の有効率が95％と十分に高い

↓　新型コロナウイルスにまだ感染していない被験者の場合、有効率が95・0％と計算され、WHOの基準（70％）と比較しても十分に高い数値、と主張している。表1は製薬企業が発表しているデータである（文献4）。

同企業は書面の中で、有効率はワクチン群では1000人あたりの2回目接種後7日以降の発症率、および同期間におけるプラセボ群の発症率をそれぞれ求め、その比とする、と述べている。その主張に従い改めて計算してみると、

(1－(8／2.214)／(162／2.222))×100＝95.0(%)

となる。2.214と2.222は1000人年と呼ばれる値で、「対象者が1000人で観察期間が1年間だったとしたら」と仮定した追跡数。これを日数に換算すると、前者で2.214×365=808.11（日）、後者で2.222×365=811.03（日）となる。さらに実人数に換算すると1人当たりの観察日数は44・4（日）と44・3（日）となり、かなり短かったことがわかる。

このデータの信頼性および有効率の計算法については、以下のように多数の批判が専門誌上でなされている。

ア）この計算法は率を求めたものであり、対象者総数が反映されない。有効率の計算には「差で求める」という方法もある。これによれば、(162／18325－8／18198)×100という計算から有効率は0・84％にしかならない（文献5）。この方法には、100／0.84と計算することで「1人の感染を予防するために119人の健康者に接種する必要がある」という重要な情報がえられる利点がある。

イ）製薬企業が発表した論文（文献4）では、感染が疑われる3410例（ワクチン群が1594例、プラセボ群が1816例）が説明なく除外されていたとの指摘があり、データの信頼性に疑義がある（文献6）。この数値は、製薬企業が米国ＦＤＡに　提出した資料にも記載されている（文献7）。

ウ）同論文では、接種1回目後（2回目接種前）の有効率が52・4％と記されているが、ワクチンの効力が出る前（1回目の接種日から14日間）の対象者が意図的に組み込まれていて、「接種が1回だけでは効果が低くなるような見せかけ」が行われているとの指摘がある（文献8）。

エ）同文献で報じられたデータの多くは治験受託会社（ＣＲＯ）に委託されたが、そのうちの１０００例以上があらかじめ定められた手順（プロトコール）を逸脱していたとの指摘がある（文献9）。

オ）同文献の添付書類には、1回目のワクチン接種後の対象者数が1週ごとに記載されているが、70～77日目に半減し、１０５日目には50分の1以下になっている（文献10）。ランダム化比較試験としては異常に高い脱落率であり、その理由を開示する責任がある。以下、図18は同データをもとに私が作成したグラフであるが、両群の脱落率がほぼ同じになっている（パターンが重なっている）のも不自然で、通常はありえない。

カ）ランダム化比較試験の必須条件は、2つの群の背景因子を完全に揃えることであるが、同論文および添付資料（文献10）には、その記載がない。この資料が公開されない限り、データの正当性を示したことにはならない。

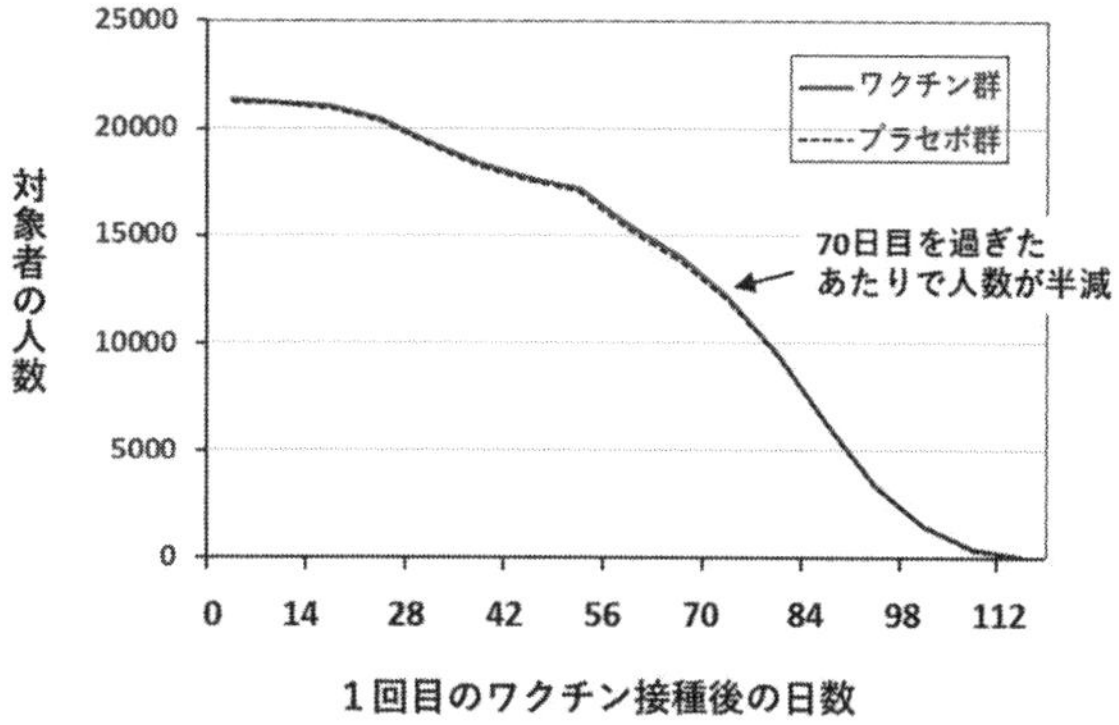

図 18

以上がワクチンの正当性を強調する製薬企業の主張に対し、それぞれ反論をまとめたものです。

【参考文献】（今後の裁判に利用できるよう、文献を厳選しました）

1)『被告ファイザー第１準備書面 R6.2.29』https://kiharalaw.jp/vaccine-drug-relief-fund/#jump_vaccinelogcat2-sub1（木原功仁哉法律事務所の許諾を得て引用）
2) Laczkó D, et al., A single immunization with nucleoside-modified mRNA vaccines elicits strong cellular and humoral immune responses against SARS-CoV-2 in mice. Immunity, Oct 13, 2020.
3) Vogel AB, et al., BNT162b vaccines protect rhesus macaques from SARS-CoV-2. Nature, Apr 8, 2021.
4) Polack FP, et al., Safety and efficacy of the BNT162b2 mRNA covid-19 vaccine. N Engl J Med, Dec 31, 2020.
5) Olliaro P, et al., COVID-19 vaccine efficacy and effectiveness - the elephant (not) in the room. Lancet, Jun 11. 2021.
6) Doshi P, Pfizer and Moderna's "95% effective" vaccines - we need more details and the raw data. BMJ Opinion, Jan 4, 2021.
7) Pfizer and BioNTech, Vaccines and related biological products

advisory committee meeting. FDA Briefing Document, Pfizer-BioNTech COVID-19 vaccine. Dec 10, 2020.
8) Skowronski DM, et al., Correspondence to "Safety and efficacy of the BNT162b2 mRNA covid-19 vaccine." N Engl J Med, Apr 22, 2021.
9) Thacker PD, et al., Covid-19: researcher blows the whistle on data integrity issues in Pfizer's vaccine trial. BMJ, Nov 2, 2021.
10) PF-07302048 (BNT162 RNA-Based COVID-19 Vaccines), Apr 15, 2020.

5　国家賠償を巡る原告と被告の攻防　その2

国内で始まっている「新型コロナワクチンの健康被害に対する国家賠償訴訟」を巡り、原告と製薬企業との攻防はさらに続きます。

２０２４年８月21日付けで製薬企業より裁判所に提出された「原告の訴えに対する反論の書面」が公開されています（文献１）。当該サイトの許諾を得て要点をまとめました。以下、「原告」は裁判を起こした人の主張、「Ｆ社」は製薬企業の反論、「解釈」は私の見解です。

原告：日本人に対する有効性が直接評価されていない

Ｆ社：当局（ＰＭＤＡ）の公文書を踏まえ有効性を評価する臨床試験を行わなかった

解釈：ＰＭＤＡの文章には「国内で臨床試験を実施し、日本人被験者においてワクチンの有効

性及び安全性を検討することは必要性が高い」とある（文献２、５頁13–15行目）

原告：臨床試験（第３相）で疑いのある３４１０人にＰＣＲ検査がなされていなかった（文献３、４）

Ｆ社：症状疑いのある３４１０人にＰＣＲがなされたが、結果が陽性でなかったという意味

解釈：原文では unconfirmed（未確認）と書かれている。この言葉は医学論文では、「発熱などがあったが検査は行われなかった」という意味で使われており、決して「陽性ではなかった」という意味にはならない（文献５、２頁右段、文献６、４１９頁22行目）

原告：本ワクチンが免疫機序を混乱させている

Ｆ社：原告らの主張には根拠がない

解釈：繰り返しの接種が中和抗体の産生を低下させ、Ｔ細胞を傷害するというマウスでの実験データがある（文献７、Fig.1, 2）。また繰り返しの本ワクチン接種で、抗体の一つであるＩｇＧ４が増えること（文献８、Fig.1）、これによりコロナ感染症の死亡率が高まることが示されている（文献９、Fig.3）

原告：海外の臨床試験で、死亡例との因果関係が否定された根拠が不明（文献10）

F社：臨床試験やフォローアップ調査の結果の詳細をあきらかにする必要はない
解釈：過去数十年の間に行われてきた臨床試験には、死亡原因が重要な意味をもち、かつ製薬企業がそのデータを隠そうとしてきたという、厳然たる歴史がある（文献11）

原告：人類が初めて経験する遺伝子ワクチンの採用には慎重になるべき
F社：以前、狂犬病ｍＲＮＡワクチンの臨床試験が行われ人体に投与されていて、人類初ではない
解釈：確かに86人への接種が行われ、２０１７年に論文が発表されているが（文献12）、その後、このワクチンの臨床試験は行われていない。ｍＲＮＡの臨床応用に先駆的な貢献を果たしたロバート・マローン氏は、「人工ｍＲＮＡで作られるたんぱく質は細胞に重大なダメージを与える。その危険性は特に若年者で大きい」との言葉を残し、研究から手を引いている（論文13、３２０頁中段）。したがってｍＲＮＡワクチンを製品化する事業者には、リスクを検証する重大な責任がある

製薬企業から裁判所あてに提出された「反論の書面」には、まだ多くの記述がなされていますが、省略することにします。

【参考文献】

1)『被告ファイザー第１準備書面 R6.2.29』https://kiharalaw.jp/vaccine-drug-relief-fund/#jump_vaccinelogcat2-sub1（木原功仁哉法律事務所の許諾を得て同ホームページより引用）

2)『新型コロナウイルス（SARS-CoV-2）ワクチンの評価に関する考え方』医薬品医療機器総合機構、ワクチン等審査部、Sep 2, 2020.

3) Pfizer and BioNTech, Vaccines and related biological products advisory committee meeting. FDA Briefing Document, Pfizer-BioNTech COVID-19 Vaccine, Dec 10, 2020.

4) Doshi p, Pfizer and Moderna's "95% effective" vaccines - we need more details and the raw data. BMJ Plogs, Jan 4, 2021.

5) Zhan C, et al., Estimating unconfirmed COVID-19 infection cases and multiple waves of pandemic progression with consideration of testing capacity and non-pharmaceutical interventions: a dynamic spreading model. Inf Sci, Jun 6, 2022.

6) Bahgat MM, et al., Can human IgG subclasses distinguish between confirmed and unconfirmed SARS-CoV-2 infections? J Genet Eng Biotechnol, Aug 2, 2024.

7) Gao F-X, et al., Extended SARS-CoV-2 RBD booster vaccination induces humoral and cellular immune tolerance in mice. iScience, Dec 22, 2022.

8) Irrgang P, et al., Class switch toward noninflammatory, spike-specific IgG4 antibodies after repeated SARS-CoV-2 mRNA vaccination. Sci Immunol, Jan 27, 2023.

9) Della-Torre E, et al., Serum IgG4 level predicts COVID-19 related mortality. Eur J Intern Med, Sep 24, 2021.

10) Thomas SJ, et al., Safety and efficacy of the BNT162b2 mRNA Covid-19 vaccine through 6 months. N Engl J Med, Nov 4, 2021.

11) マーシャ・エンジェル著、栗原千絵子・斉尾武郎共監訳『ビッグ・ファーマ　製薬企業の真実』篠原出版新社，

2005.（著者はNew England Journal of Medicine の元編集長）
12) Alberer M, at al., Safety and immunogenicity of a mRNA rabies vaccine in healthy adults: an open-label, non-randomised, prospective, first-in-human phase 1 clinical trial. Lancet, Sep 23-29, 2017.
13) Dolgin E, The tangled history of mRNA vaccines. Nature, Sep 16, 2021.

6　国家賠償を巡る原告と被告の攻防　その3

国内での国家賠償訴訟における、原告と被告との攻防の続きです。前節と同様、「原告」は裁判を起こした人の主張、「F社」は製薬企業の反論です。また「解釈」は、数々のエビデンスにもとづく私の見解です。

原告：特例承認の根拠が海外で行われた臨床試験ひとつしかない（文献1）

F社：国内でも臨床試験が行われている

解釈：当ワクチンの臨床試験は上記のほかに2つが公表されている。ひとつは国内で実施され、144人を対象に、中和抗体などの測定と副作用の判定が行われた（第1／2相試験、文献2）。論文発表は行われていない。もう一つはビオンテック社の社員が中心となりドイツで行われたもので、60人を対象に中和抗体とT細胞の反応が調べられた（第1相試験、文献3）。どちらもワクチンの有効性を調べた臨床試験ではない。

原告：発症予防効果は、相対リスク減少率ではなく、絶対リスク減少率で評価すべき

F社：相対リスク評価は、WHOがワクチンの発症予防効果の評価を示すものと定義している。どちらも疫学における代表的な指標であり、一方のみが適切と決めることはできない

解釈：同社のワクチンで、相対リスク減少率が95％、絶対リスク減少率で0・84％となることは、広く知られている。WHOも両方で計算し公表することが望ましいとしている（文献4、6頁2段落）。したがってF社の主張は一部正しく、だからこそ大規模臨床試験の結果を報じた論文内に記述すべきであった。世界最大の通信社のひとつロイターは、95％という数字だけを公表したことで人々の誤解を生んでしまった背景を論じている（文献5）

原告：大規模臨床試験で2群を設定する際、背景因子が考慮されていなかった

F社：参加者が4万人と多い場合、無作為（ランダム）に割りつけることで、理論的に各背景因子は均等になるため、批判は当たらない

解釈：この主張には一理あるが、その絶対条件は「どのような方法でランダム化を行ったのか公表すること」である。ランダム化にはさまざまな方法があり、ときに致命的な偏りを招くリスクもはらんでいる。とくに本ワクチンの臨床試験の場合、各国152か所もの治験請負会社や医療機関に委託が分散してなされたため、統一が適切に行われたのかが気になる。実

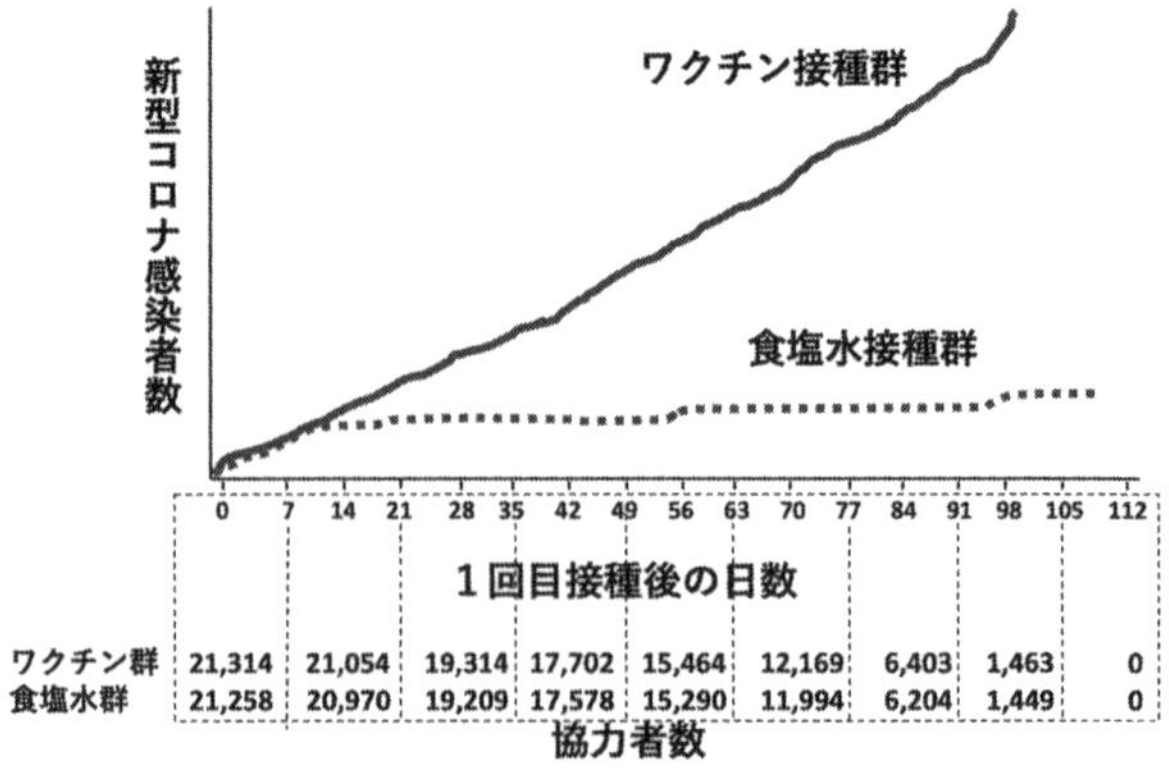

図19

際、そのうちの何か所かでは、2群に分けるための約束事が破られていたとの内部告発があったと専門誌が報じている（文献6）。このような背景が2群の割り振りに悪影響を与えていなかったと主張するのであれば、既往歴、服薬歴、学歴、職業、居住地、通勤方法、生活習慣、喫煙、肥満など、感染率に影響を与えうるさまざま背景因子について、偏りがなかったことを世に示すべきである

原告：第1回目接種から時間が経つにつれ協力者が激減しており計画が杜撰だった（図19はF社がFDAに提出した書類（文献7）をもとに私が描いたイメージ）

F社：試験終了の間際に接種した人は、その期間が短くなるので、協力者が少なくなったように見えるのは当然（文献7：図1）。原告はグラフの見方を誤っている

解釈：この反論には重大な問題が含まれているように

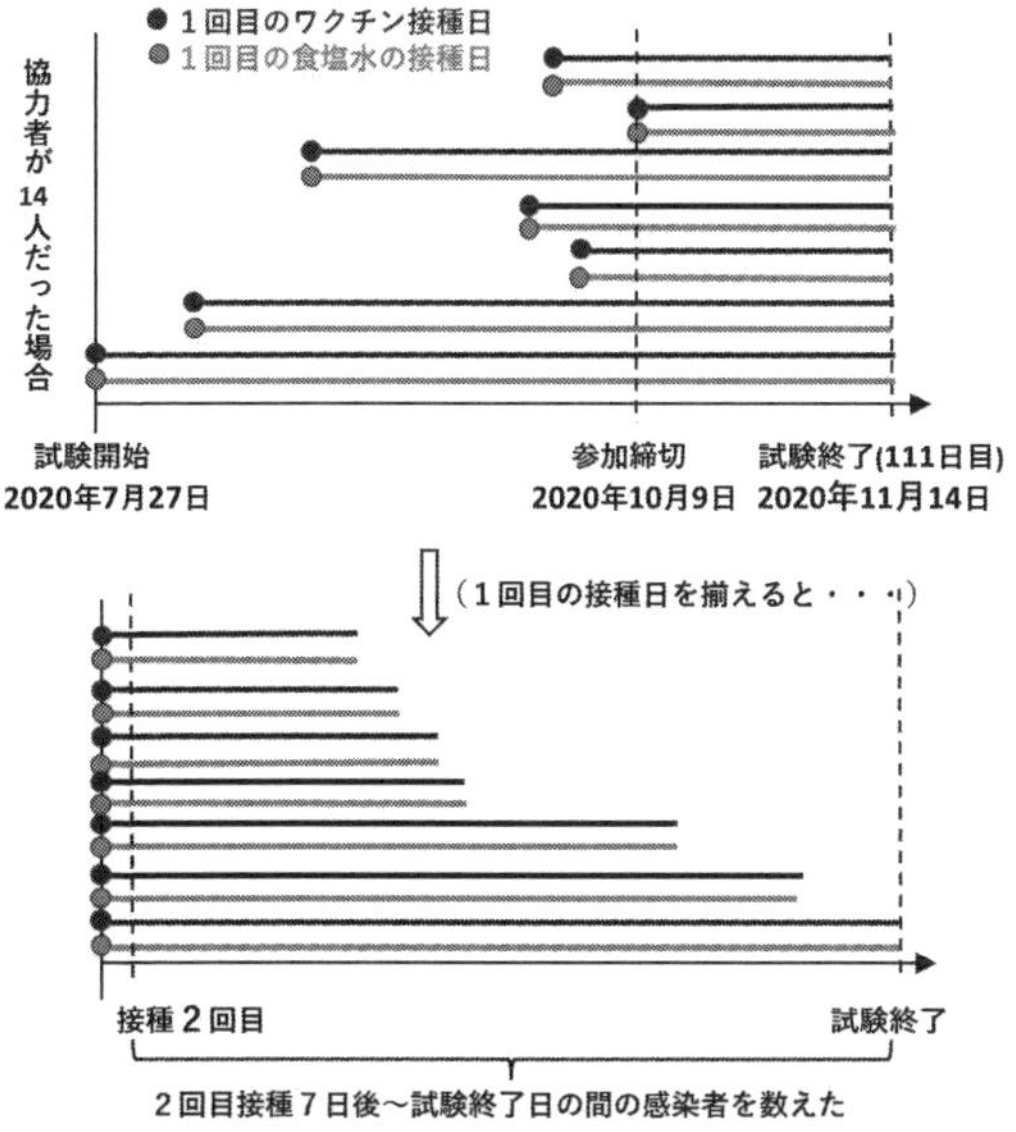
● １回目のワクチン接種日
● １回目の食塩水の接種日
協力者が14人だった場合
試験開始
2020年7月27日
参加締切
2020年10月9日
試験終了(111日目)
2020年11月14日
（１回目の接種日を揃えると・・・）
接種２回目
試験終了
２回目接種７日後〜試験終了日の間の感染者を数えた

図 20

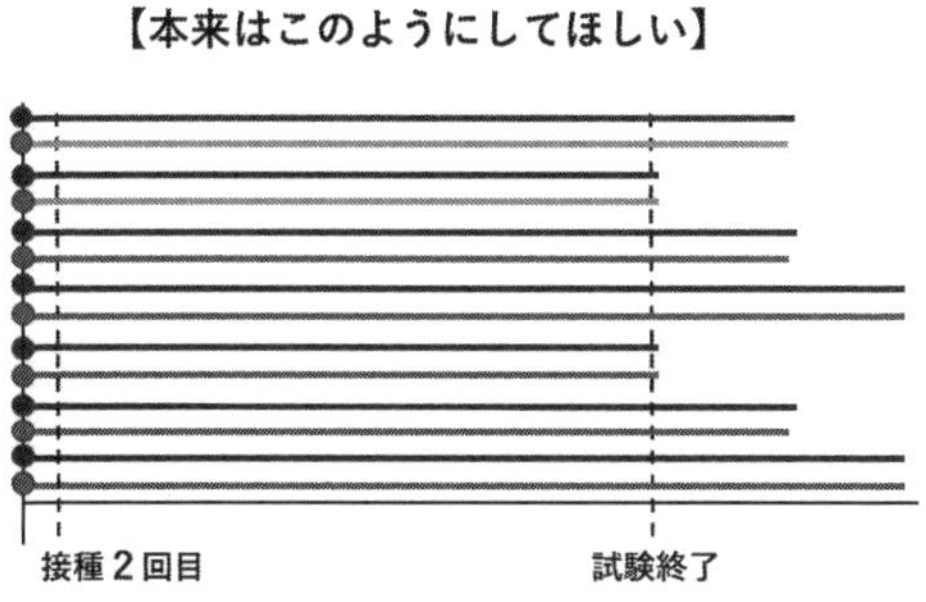
【本来はこのようにしてほしい】
接種２回目
試験終了

図 21

思われる。F社の説明をグラフにすると図20上段のようになる。この例を接種日を揃えて並べ替えたのが下段のグラフである。

通常の臨床試験では、図21のように観察期間を揃えて集計が行われるが、この試験は接種後の観察期間が非常に短い人から、全期間を通して観察できた人をごちゃ混ぜにしていたことになる。

このような設定のもとで行われた前例はほとんどなく、集計した結果が正しいのか、またその結果が何を意味するのか、判断に窮する。この臨床試験の重大な欠陥が、もうひとつ新たにわかったのかもしれない

【参考文献】
1) Polack FP, et al., Safety and efficacy of the BNT162b2 mRNA Covid-19 vaccine. N Engl J Med, Dec 31, 2020.
2) C4591005 試験『臨床試験一覧——ＰＭＤＡ』211-229, https://www.pmda.go.jp/drugs/2021/P20210212001/672212000_30300AMX00231_K101_2.pdf
3) Sahin U, et al., COVID-19 vaccine BNT162b1 elicits human antibody and YH1 T cell responses. Nature, Oct 22, 2020.
4) Evaluation of COVID-19 vaccine effectiveness in a changing landscape of COVID-19 epidemiology and vaccination. World Health Organization. Oct 1, 2022.
5) Reuter Fact Check, Why relative risk reduction, not absolute risk reduction, is most often used in calculating vaccine efficacy. Reuters, Jun 8, 2021.

6) Thacker PD, Covid-19: researcher blows the whistle on data integrity issues in Pfizer's vaccine trial. BMJ, Nov 2, 2021.
7) Pfizer and BioNTech, Vaccines and related biological products advisory committee meeting. FDA Briefing Document, Pfizer-BioNTech COVID-19 Vaccine, Dec 10, 2020.

７　国家賠償を巡る原告と被告の攻防　その４

国家賠償訴訟で交わされている原告と被告との攻防はさらに続きます。いずれも本ワクチン事件の核心に迫る論争となっています。

原告：ワクチン群の重症化率が、プラセボ群に比べて高くなっていた（文献１）

Ｆ社：総追跡期間（観察人年）を分母として計算すれば、ワクチン群のほうで重症化率は低くなる。また半年後の調査で96・７％の重症化予防効果が認められている（文献２）

解釈：この議論は、唯一のランダム化比較試験の論文に記された表２の数値にもとづいている（文献１）。

つまり、重症化したのは接種した群で１人、接種しなかった群で９人だった。この数字を根拠に、文献１の最後には、「ワクチン接種群で重症化例が少なかったことから、その予防効果を示すエビデンスが暫定的ながら得られた」と記載されている。

表2

	ワクチン接種あり	ワクチン接種なし
協力者総数	18,198 人	18,325 人
感染した人	8 人	162 人
うち重症化した人	1 人	9 人

表3

	重症化率		
	ワクチン接種あり		ワクチン接種なし
原告の主張	1/8 → **12.5 %**	>	9/162 → **5.6%**
F 社の反論	1/18198 → **0.005 %**	<	9/18325 → **0.044 %**

この数値に対して原告は、表3の上段のように重症化率を求めるべきとし、一方、F社は、下段のように計算すれば、ワクチンを接種したほうで重症化の割合は低くなる、と主張しているのである。

F社が、あと出しジャンケンのように主張する「観察人年を分母とする計算」については、備考欄に具体的な計算法を記した。ただし、F社がデータ公表を拒んでいるため、計算結果が正しいかどうかを確かめることができない。

また同社が中心になって発表した論文の続報には、重症化予防効果が96・7％だったと確かに記載されているが、同時に死亡例がワクチン群で14人、プラセボ群で13人だったとも記されている（文献2：図1）。この矛盾をどう説明するのだろうか？

原告：有効性の根拠としている論文（文献3）はエビデンスとして信頼性に欠ける

Ｆ社：資金提供者が当社であり、著者の一部が当社の社員だからといって、論文の信頼性が相殺されるものではない。また、この論文が「後ろ向き調査」だからという理由で、エビデンスレベルが低いことにはならない。原告の主張は的外れだ

解釈：「エビデンスレベル」とは、臨床試験の方法による信頼度を意味し、おおよそ以下のような順位づけが国際的な認識となっている。

第１位：メタ分析（多数のランダム化比較試験の結果を総合評価する）

第２位：ランダム化比較試験

第３位：後ろ向き調査

第４位：症例報告（限られた事例の経験レポート）

同論文の著者もこの点をよく理解し、文末に「この調査法は、ワクチン接種との因果関係を直接的に証明するものでない」と記している。

手間ひまかけずに、コンピュータ処理だけで簡単に計算できてしまう「後ろ向き調査」で、もし確かなエビデンスが得られるのであれば、莫大な研究費と膨大な人手を要し、ときに倫理的な批判も覚悟して実施しなければならない「ランダム化比較試験」は要らないことになってしまう。これは、臨床医学研究の歴史に対する冒とくではないか

原告：文献４は検査陰性デザインという方法をとっているが後ろ向き調査にすぎない

F社：検査陰性デザインとは、「検査が陽性であった者」と「陰性であった者」を比べる方法で、いくつかの偏りを最少化できる。WHOのガイダンスでも「もっとも効率的、かつ偏りが少ない方法」と紹介されている

解釈：検査陰性デザインは、ワクチン評価でよく使われる流行の方法であり、意味するところはF社の説明で正しい。しかし同論文の著者が「2群間で背景因子に違いがあったかもしれないが、分析は行っていない」と述べているとおり、後ろ向き調査であることに変りはない。

なおWHOのガイダンスには「とくに低所得国において効率的」とあり、低所得国に対する侮辱的表現（手抜きの方法で構わない？）となっている。

以上がこれまでに交わされた原告と被告の攻防の概要です。共通する問題点は、F社が参加者の（個人情報を除く）詳細データ、たとえば観察期間や死亡原因などを公開していないということに尽きます。

【備考】観察人年とは

たとえば協力者が6人いて、それぞれ観察期間が2人は0・8年、3人は0・9年、そして1人が1・2年だったとすると、分母を2×0・8＋3×0・9＋1×1・2とする方法である。ただし、個々の協力者の観察期間をF社が公表していないため、同社の主張が正しいかど

うかを確かめることはできない。表３の下段は、協力者全員の観察期間が同じであったと仮定して計算したものである。

【参考文献】
1) Polack FP, et al., Safety and efficacy of the BNT162b2 mRNA Covid-19 vaccine. N Engl J Med, Dec 31, 2020.
2) Thomas SJ, et al., Safety and efficacy of the BNT162b2 mRNA Covid-19 vaccine through 6 months. N Engl J Med, Sep 15, 2021.
3) Tartof SY, et al., Effectiveness of mRNA BNT162b2 COVID-19 vaccine up to 6 months in a large integrated health system in the USA: a retrospective cohort study. Lancet, Oct 4, 2021.
4) Chemaitelly H, et al., Waning of BNT162b2 vaccine protection against SARS-CoV-2 infection in Qatar. N Engl J Med, Dec 9, 2021.

８　ワクチン健康被害、世界の裁判事情

ワクチンによる健康被害を訴えた裁判は世界中で行われていますが、なかなか進展がみられません。各国の現状をまとめてみました。

オーストラリア政府の広報は、「コロナワクチン健康被害救済制度の受付を２０２４年９月末で終了する」と言明したところです（文献１）。同国の救済制度は、内容がはっきりしていて、

収入の減少や治療にかかった費用、受け損ねた行政サービス、あるいは亡くなった人の葬儀費用など幅広く請求することができました。審査結果については公開がなされておらず不明です。

ドイツでは、「利益を上回るようなリスクが医学的に証明された場合、あるいは添付文書に誤りがあった場合を除いて、製薬企業は補償の責任を負わない」と、法律で定められています。

そのドイツで、2023年末時点で350人が裁判を起こしているとの報道がありました（文献2）。明けて2024年の6月、ある裁判の二審判決が下されました（文献3）。原告は、介護施設で働く研修中の女性で、ワクチン接種を受ける際、リスクについての説明がなかったとして医師に対して700万円の慰謝料を要求した裁判でした。しかし結果は、原告敗訴でした。つまりワクチンによる健康被害は、ドイツの法律の下で認められなかったのです。

米国は、コロナワクチンによる健康被害の存在を「まれなもの」という立場をとっていますが、ワクチン被害救済制度は一応あり、2024年9月1日現在で1万3392人が申請し、うち3260人の審査が終了。3202人（98％）がワクチンとの因果関係を否定され、申請が却下されています（文献3）。認定されたのはわずか4人で、平均で30万円ほどが支給されたと報じられています。

否定された理由は、「必要な医療データが提出されなかった」、「判定基準を満たしていなかった」、「定められた期限内に手続きが終わらなかった」などと発表されていますが、これでは救済制度と言えません。

このデータについて、通信社ロイターが詳しい分析を行っています（文献４）。まず米国憲法第５条と第７条（裁判の判決を受ける権利、および透明性の担保）が侵されていると解説しています。

原告８人が起こした裁判では、「政府がすべてのクレームをワクチン被害救済処置だけで片づけてしまうのを止めさせたい」という主張がなされています。裁判の真の意義は、補償金を勝ち取ることではなく、透明性の確保、つまりデータの開示を求めているというのです。これに対し、救済制度を司っている政府組織（ＣＩＣＰ）は、無視を決め込んでいます。

ＣＩＣＰは「手続きは柔軟に対応している」との姿勢をとっているものの、裁判を起こしたうちの１人は申請を却下され、３人は期限が過ぎたとして申請が認められないという結果になっていました（文献５）。そのような制度があること自体を知らなかったと述べた原告もいました。この組織は、コロナ禍の始まる前からありましたが、過去10年間で５００件ほどしか申請を受理しておらず、90％以上を却下しています。

申請者にヒアリングをすることもなく、審査委員も非公開のまま書類審査を行っていて、もしかしたら製薬企業と利害関係のある人たちかもしれないと、記事は締めくくっています。

ほかに、英国ではＤＮＡワクチンを製造・販売しているアストラゼネカ社に対する訴訟が多数ありますが、ワクチンの内容が異なるため、あまり参考にはなりません。アイルランドでは、なぜが肩の障害だけにスポットを当てた裁判が進行中で、理由は不明です。

国による法律の違いはあっても、新型コロナ感染症の大流行で世界中が同時にパニックに陥り、かつ使っていたワクチンもほぼ同じでしたから、彼我の差はわずかです。ワクチン被害に対し国家賠償を求めた裁判のゆくえは、依然として多難のようです。

【参考文献】
1) What costs you can claim, The COVID-19 vaccine claims scheme closed on 30 September 2024. Services Australia, Oct 1, 2024.
2) Burger L, et al., BioNTech faces first German lawsuit over alleged COVID vaccine side effects. Future of Health, Jun 12, 2023.
3) German appeals court denies claims against physician giving COVID vaccine. Reuters, Jun 25, 2024.
4) Greene J, COVID vaccine 'black hole' for injury claims is unconstitutional, lawsuit says. Reuters, Oct 11, 2023.
5) Countermeasures injury compensation program (CICP) data. Health Resources and Services Administration, Sep, 2024.

9 海外で進む裁判の裏側事情

コロナワクチンの健康被害にかかわる海外の裁判事情を合わせて紹介しましたが、その裏側はなかなか複雑です。

ドイツでは、かなり早いころから多数の訴訟が起こされてきましたが、いささか問題もありそうです。ほとんどの訴訟が、2つの法律事務所の呼びかけによって、集中的に起こされていることがあきらかになりました（文献1）。両事務所は、ディーゼル排気ガス訴訟で実績を挙げるなど昔から有名だったそうで、うち1つの代表は、ことさらフェイクニュースを煽り、宣伝に利用したりする人らしく、評判はあまり芳しくありません。

訴訟の相手は、ドイツに本社のあるビオンテック社です。ファイザー社が製造・販売するmRNAワクチンを発明したことで知られるベンチャー企業で、ノーベル賞を授与されたカリコ博士が副社長に就任したことでも話題になりました。いずれにしても、この会社は膨大な訴訟を抱えることになり、弁護士事務所を探すのに大変なのだとか。

オーストラリアでは、同国の定める遺伝子組み換えに関する法律により、遺伝子を操作した製品は、事前にライセンスを申請する必要があります。しかしファイザー社もモデルナ社も、この申請を怠っていたとして、販売差止命令を出すかどうかの審理が行われました（文献2）。判決は、原告が被害者本人ではないという理由で訴えを却下するというものでした。製薬企業にとっては、有利な判断が下されたわけです。

ところが、この裁判は予想外の展開をみせます。審理を担当した判事のヘレン・ローフ氏は、法廷弁護人として活動していた時代、実はファイザー社の代理人を務めていたことが暴露されたのです。同国の法律によれば、裁判官は事前に利益相反を公開し、裁判にかかわることが妥当かどうかを当事者たちに問う義務があったにもかかわらず、それをしていませんでした。この問題は、国会でも取り上げられることになっています。

米国カンザス州の司法長官が提起した訴訟では、「感染を予防するだけではなく、人から人への伝染も防ぐとのファイザー社の主張は間違いであり、世間に誤解を生じさせている」との訴えがなされました（文献2）。実は、同社は2022年に欧州議会から出された同様の疑義に対し、「人から人への伝染を防げるかどうかは調べていない」と、すでに告白していたのでした。

テキサス州では、「mRNAワクチンの製造・販売の認可を申請するためファイザー社とビオンテック社が当局に提出した全書類の公開を求める裁判」が、ある研究者グループによって起こされていました（文献3）。ところが2024年10月18日、米国食品医薬品局（FDA）は、この提訴を却下するようテキサス州の連邦判事に求めるという前代未聞の行動に出ました。

実はFDAは、この提訴がなされた際、書類が100万ページを超えるほど膨大なため、公開の準備に数十年はかかると、裁判所に回答していました。これに対し裁判所は、情報公開法の観点から極めて重要な問題であり、準備を早めるようFDAに求めましたが、回答は拒否されたままだったのです。ＦＤＡと製薬企業との関係も取り沙汰されています。

ファイザー社と欧州委員会（ニュース映像でおなじみのフォン・デア・ライエン氏が委員長）が交わした契約文書を巡るトラブルも波紋を呼んでいます（文献４）。欧州連合の上級裁判所は、公開文書の大部分を黒塗りにすることにした欧州委員会の判断に対し、一部、認めない旨の裁定を下したところです。

これに対し欧州委員会は、ヨーロッパの最高裁判所に上訴することにしましたが、審理の日程はまだ決まっていません。さらに欧州委員会は、この契約に携わった職員の名前も秘密だとして、公表を拒んでいます。

この出来事と前後して、フォン・デア・ライエン氏とファイザー社のＣＥＯが交わした文書を巡る争いも起こっています。ニューヨークタイムズ紙が、欧州委員会に対し同文書の情報公開を求めたところ、「残っていない」との回答がなされたことから、新聞社は裁判を起こしたのです。

以上、コロナワクチンを巡る裁判はゴタゴタ続きなのですが、訴訟の件数が世界中で増えてきていることだけは確かです。

２０２４年にギャラップ社が行った調査によれば、「ワクチン接種は感染するより危険だと思うか?」との問いに対し、2001年当時は6％の人が「そう思う」と答えていましたが、2024年には20％にまで上昇していました（文献5）。政党別でみると、共和党員で31％が、また民主党員では5％が、それぞれ「そう思う」と答えたそうです。

裁判のキーワードは「臨床試験データの全公開」、「黒塗りのない契約文書の開示」、「当事者は誰なのか」、そして「ｍＲＮＡワクチンは遺伝子組換え商品なのか」ということになりそうです。

【参考文献】

1) Pitel L, BioNTech faces hundreds of German compensation claims for Covid-19 jab. Financial Times, Jun 11, 2023.
2) Loiacono R, Australia's judicial integrity under fire after judge in COVID vaccine case is accused of failing to disclose links to Pfizer. Insights And Analysis, Jul 7, 2024.
3) Scarcella M, et al., FDA asks Texas court to shut down COVID-19 vaccine records lawsuit. Reuters, Oct 19, 2024.
4) Eccles M, et al., European commission fights vaccine transparency court ruling. Politico, Oct 8, 2024.
5) Laws J, Americans increasingly think vaccines more dangerous than the illnesses. Newsweek, Aug 9, 2024.

第４章　新型コロナの現在地

１　コロナ後遺症とワクチン副作用を総括する

「コロナ後遺症」とは、新型コロナウイルスに感染したあと、数ヵ月以上にわたり何らかの体調不良が続く状態のことです。

米国では、コロナ後遺症について以下のようなまとめがなされています（文献１、２）。

・症状は多岐にわたり２００種類以上ある
・疲労感、頭のモヤモヤ感、種々の痛み、心拍の異常、息切れ、胃腸症状が代表的
・子供、大人、性別、人種を超えて認められるが、女性は男性に比べて２倍多い
・米国では７％の人が症状を訴えているが、白人以外、とくに貧困層に多い
・多くの人は１年以内に症状が回復している（異論もある）

一方、英国では、新型コロナウイルスに感染した6405人分のデータが集計されています。それによれば、896人（14％）が、1ヵ月以上何らかの症状があったと訴えていることがわかりました（文献3）。しかし、同国の基準に照らし合わせると、コロナ後遺症と判定された人は48人（5・4％）に過ぎませんでした。中年（平均年齢45・8歳）に多く、男女差なく、人種ではむしろ白人に多い傾向があり、経済状態（収入）も無関係でした。つまり米国からの情報とは、かなり異なっていたのです。

このデータを発表した研究者は、英国ではすべての病名がコード化されているが、コロナ後遺症のコードが作られたのは最近であり、しかも国際的に統一されたものではないため、集計結果にも国によるばらつきが出てしまう、としています。また人種により、あるいは収入により医療機関を受診できない人たちも多いため、いっそう集計が難しいとのことでした。

コロナ後遺症の疑いと判定されても、昔から知られている病気（慢性疲労症候群、線維筋痛症、体位性頻脈症候群など）と酷似していて区別が難しいことも少なくありません。また以前から潜在的にあった持病が、感染をきっかけに症状を呈するようになった可能性もあります。

日本では、この問題についての研究報告がなされています（文献4）。コロナ後遺症の専門外来を受診した731人を調べたところ、50人（6・8％）に後遺症とは別の病気が見つかり、16人（32％）はすぐ治療を始める必要があったとのことです。見つかった病気で多かったのは、バセドウ病、糖尿病、低血糖症、家族性高コレステロール血症、鉄欠乏性貧血、喘息、パーキンソン病、悪性リンパ腫、片頭痛などでした。

コロナ後遺症治療の結論とは

治療についての研究も盛んに行われています。米国スタンフォード大学とファイザー社の共同チームは、パキロビッドパックというコロナ治療薬が後遺症にも効くかどうかを調べています（文献１）。

新型コロナウイルスは本体がＲＮＡで、ヒトや動物の細胞内で自らのＲＮＡを複製します。このＲＮＡにはさまざまな情報が含まれていて、そのひとつがＲＮＡを細胞表面から切り離して機能を発揮させるための「切断酵素」です。その酵素の働きを止めてしまうのが、パキロビッドパックの主成分です。

この薬には、もう一つの成分が隠し味のように配合されています。体内に入った薬などの異物を分解する（正確には、水溶性を高める）酵素が肝臓にあります。「もう一つの成分」とは、主成分の効果を長持ちさせるため、この酵素をブロックするという薬です。しかし、そのため困ったことが起こります。

つまり、服用中のほかの薬まで分解されなくなり、たとえば血圧の薬を飲んでいる人は、有効成分がいつまでも体内に残り、血圧が下がり過ぎるというリスクを抱えることになるのです。

医師向けの添付文章には、一緒に服用してはいけない薬の膨大なリストが載っているのですが、これを厳格に守るのは至難の業となっています。

アメリカの研究チームは、コロナ後遺症と判定された人たちに、この薬を15日間にわたって服用を続けてもらい、諸症状が改善するかどうかを見届けました。結果は、プラセボ（偽薬）に比べて症状の変化に違いはない、というものでした。

コロナ後遺症は、依然として捉えがたいものであり、検査方法も治療法も定まっていないというのが現状です。まず行うべきは、隠れた病気がないかどうかを病院で調べてもらうことです。あきらかな病気のないことが確認されたら、「無理をしない」、「仕事復帰を焦らない」、「怪しい民間療法に手を出さない」、「症状は必ず軽快していくものであることを心に留め、じっくり療養する」ということに尽きるように思われます。

なお、「ワクチン接種による副作用」と「コロナ後遺症」との相違については不明な点が多く、その解明にはまだ時間がかかりそうです。

【参考文献】
1) Geng LN, et al., Nirmatrelvir-Ritonavir and symptoms in adults with postacute sequelae of SARS-CoV-2 infection, the STOP-PASC randomized clinical trial. JAMA Int Med, Jun 7, 2024.
2) Belluck P, New report underscores the seriousness of long covid. New York Times, Jun 5, 2024.
3) Knuppel A, et al., The long COVID evidence gap in England. Lancet, May 7, 2024.

4) Nakano Y, et al., Occult endocrine disorders newly diagnosed in patients with post-COVID-19 symptoms. Sci Rep, May 5, 2024.

2　ポストコロナの話題

過日、某週刊誌の記者から、「新型コロナワクチンの功罪を振り返るという主旨で記事を企画しているので、協力を願いたい」という旨の連絡がありました。長時間をかけて縷々、説明を行ってから1週間ほど経ったところ、「実は、あの企画は編集長の判断でボツになりました。申し訳ありません」との連絡あり。すでに読者の興味は薄れているから、ということのようでした。

米国の政府当局（ＣＤＣ）は２０２４年3月1日、「コロナに感染した際のルール『5日間の自宅隔離』を廃止する」と、すでに宣言しています（文献1）。その代わりに以下の条件を満たせば、24時間後に普通の生活（出勤や通学など）に戻ってよいというものです。日数の制限がなくなったことがポイントです。

・諸症状が改善に向かっている
・解熱剤を飲まなくとも熱がない

・その後、5日間、マスクを着用する

世論調査の専門企業「ギャラップ社」によれば、米国民の59％は「パンデミック（世界的な大流行）は終わった」と答えたと報じています（文献2）。同時に、10人中4人は、コロナ禍前の生活には、いろいろな意味で戻れない、とも答えていました。

これらの発表を受けて、欧米の各メディアは、今後の日常生活をどうすればいいのかを記事として取り上げています（文献3、4）。

たとえば、一般市民に取材したところ、「最近は風邪症状があっても、コロナの検査はしないし、通勤や旅行をそのために中止したりしない」と答えた人が多かったとのことです。「正直なところ、政府の指示がいまどうなっているか知らないが、検査もしていないし、感染した人のことを気にすることもなくなった」と答えた人もいました。

2024年8月上旬、米国で感染症の専門家による研究会がありましたが、高齢の医師も多かったにもかかわらず、ほとんど誰もマスクをしていなかったそうです。

8月末、CDCの高官が「パンデミックは終わり、いまはエンデミックの状態だ」と発言しました。エンデミックとは、パンデミックと対比して用いられる言葉で、地域的な小規模の流行、あるいは風土病という意味合いですが、正確な定義はなく、この言葉を巡っての混乱も生じています。また感染症にともなうリスクについても定義が難しく、何がリスクで、何がリスクでないのかわからない、と禅問答のような発言も同高官から飛び出しています。

一方で、言葉の定義はどうあれ、免疫力の弱い人にとって新型コロナ感染症は、依然として脅威であり、気を抜くべきでないという意見も当然あり、世の中が多少、混乱しているという状況です。

以上の状況を簡単にまとめれば、「今後は過剰な予防策はとらないこと」、「日常生活を取り戻すことを最優先させること」、「必要に応じて手洗いとマスク着用を励行すること」の３点に尽きるように思われます。

普通の風邪の約３割は、ＯＣ43と名づけられた一種のコロナウイルスによるものですが、これは今から１３０年ほど前に新型ウイルスとして大流行したものの名残りとされています。また、現在の新型コロナ感染症には安心して使える薬が一つもないことも合わせ考えると、すでに普通の風邪ウイルスに変異している新型コロナに対し、あえて検査をする必要性もないことになります。

そして、忘れてはならない課題が、ワクチンによる健康被害の実態を早く国に認めさせ、二度と同じ過ちを繰り返させないことです。


【参考文献】

1) Preventing spread of respiratory viruses when you're sick. CDC, Mar 1, 2024.

2) Brenan M, After four years, 59% in U.S. say COVID-19 pandemic is over. GALLUP, Mar 15, 2024.
3) Goodman B, CDC drops 5-day isolation guidance for Covid-19, moving away from key strategy to quell infections. CNN Health, Mar 1, 2024.
4) Baumgaertner E, On the 'Off-Ramp': No tests, isolation or masks. New York Times, Aug 27, 2024.

3　感染したらコロナの薬を飲みますか？

２０２４年10月、コロナの治療薬を賛美するような記事が米国の医学専門誌に投稿されました（文献1）。「もし80％の人がどれかの薬を使えば、重症化を42％、また死亡を51％、それぞれ抑えることができる」と、よくわからない表現で主張していたのです。根拠とする文献は、どれも製薬企業によって投稿されたものでした。

コロナの薬は、飲み薬が3種類、注射薬が2種類それぞれあります。クリニックなどで処方される「飲み薬」に限定して、新たな情報をまとめました。目的は、「自分が感染したときに、どの薬を飲むか、あるいは飲まないほうがいいのか」をあきらかにするためです。

米国で使われているのはラゲブリオとパキロビットの2種類ですが、日本では国産の薬「ゾコーバ」を加えて3種類が専用薬として認可されています。まず各薬について製薬企業が発表した臨床試験のデータを見ておきましょう（文献2～5）。いずれもプラセボに比べ、あきらかな効果があることを示しています（表4）。

表４

	ラゲブリオ	パキロビット	ゾコーバ
感染者総数（人）	1433	774	428
グループ分け	実薬とプラセボ	実薬とプラセボ	125mg, 250mg, プラセボ
症状改善までの日数	データなし	データなし	症状が１日早く回復
（死亡＋入院*）／感染者数 実薬 プラセボ	 48 ／ 709 68 ／ 699	 3 ／ 389 27 ／ 385	データなし
ウイルス消滅までの日数	データなし	データなし	125mg 51.3 250mg 62.1 プラセボ 91.9
副作用（％）　実薬 プラセボ	30.4 33.0	22.6 23.9	125mg 44.2 250mg 53.6 プラセボ 24.8

＊米国では入院＝重症と定義されている

一方、これらの薬には、以下のような重大な懸念がそれぞれあります。

ラゲブリオ

人工の遺伝コードをコロナウイルスに組み込んで殺傷する薬。米国の研究者がハムスターの細胞に32日間加えたところ、人工の遺伝コードがＤＮＡに組み込まれたと報告している。ずっと後になって、人類の遺伝子に何か重大な悪影響が出たりしないのか、追跡調査する必要がある

パキロビット・パック

コロナの薬２錠とエイズの薬１錠を一緒に服用する。後者には「薬物を分解する酵素」をブロックする作用があり、降圧剤など普段から服用している薬の分解・代謝を止めてしまう。そのため、併用する薬によっては致命的な副作用が起こりうる。

ゾコーバ

善玉コレステロール、中性脂肪、ビリルビン（肝臓の検査）の各値が悪化する。このような重大な副作用は、これまでの薬ではほとんどない。また重症化や死亡の率を下げる効果も証明されておらず、パキロビットと作用が似ていて併用できない薬も多い。

米国で、高齢者向けの公的医療保険制度（メディケア）のデータを用いた分析が行われ、これらの薬が実際に使われている割合は意外と小さく、6・2％に留まっていたと報告されています（文献6）。あまり使われていない理由は、「医師が副作用を考えて処方をためらったから」、あるいは「発症後5日以内とか軽症・中等症に限るなど制約が多く、医師が判断できなかったから」ということでした。

今後、新型コロナウイルスに感染しても、これらのウイルス薬は、やはり服用しないほうがよさそうです。「長年使われてきた解熱剤のアセトアミノフェンを使うほうが安心で、かつ十分」（文献7）との結論になります。

【参考文献】

1) Patel P, et al., COVID-19 therapeutics for nonhospitalized older adults. JAMA, Oct 7, 2024.
2) Bernal AJ, et al., Molnupiravir for oral treatment of Covid-19 in nonhospitalized patients. N Engl J Med, Dec 16, 2021.

3) Hammond J, et al., Oral nirmatrelvir for high-risk, nonhospitalized adults with Covid-19. N Engl J Med, Feb 16, 2022.
4) Mukae H, Efficacy and safety of ensitrelvir in patients with mild-to-moderate coronavirus disease 2019: the phase 2b part of a randomized, placebo-controlled, phase 2/3 study. Clin Infect Dis, Dec 7, 2022.
5) Yotsuyanagi H, et al., Efficacy and safety of 5-day oral ensitrelvir for patines with mild to moderate COVID-19, the SCORPIO-SR randomized clinical trial. JAMA Netw Open, Feb 9, 2024.
6) Wilcock AD, et al., Clinical risk and outpatient therapy utilization for COVID-19 in the Medicare population. JAMA Health Forum, Jan 26, 2024.
7) Holgersson J, et al., Fever therapy in febrile adults: systemic review with meta-analyses and trial sequential analyses. BMJ, Jul 12, 2022.

4　流行の後遺症治療法にご注意

「ワクチンの副作用」や「コロナの後遺症」で辛い思いをしている人たちにとって、最後の頼みが漢方、あるいは民間療法となっています。しかし、問題もいろいろありそうです。

幹細胞治療

未認可の医療として行われているもののひとつに、幹細胞治療とエクソソーム治療があります。幹細胞は、自分自身の脂肪組織や骨髄から、あるいは赤ちゃんの臍帯血から抽出したもので、さまざまな細胞に成長していく能力を有したものです。病気で傷んだ組織を修復してくれる作用が期待されているのですが、いまのところワクチンの副作用に対しても、またコロナの後遺症に対しても正式な研究発表はありません。

エクソソームは、簡単に言えばどの細胞からも放出される「破片のような微粒子」で、サイトカイン（ホルモン様物質）や遺伝子断片を含んでいるものもあります。新型コロナ感染症など、さまざまな病気の治療に実験的に使われていますが、やはり確かなデータはありません（文献1）。

米国やメキシコを中心に、この2種類の治療法をビジネスとして展開する企業が一時期、1500社を超えていたとのこと。最初のころはコロナの感染を予防できることをうたい、そのうちに同じ製品でありながら、眼病や原因不明の痛みに有効など、宣伝文句が変わっていき、一旦倒産した会社が社名を替えて再登場するなど、無軌道なビジネスが横行している、と訴えている研究者もいます（文献2）。

最大の問題は、製造方法がずさんで細菌などが混入している製品があることです。そのため感染症を起こしたり、副作用で失明したりした人がいるとも報じられています（文献3）。未承認の製品であることから、医師側に副作用の報告義務もなく、実際の健康被害は甚大な数に上っているのではないかとの意見もあります。

このような発想に基づいた製品は、ほかにもいろいろあります。たとえばプラセンタ（胎盤）から抽出した成分を筋肉や血管内に注射するという方法が日本でも行われています。当然、自分の体から出たものではありませんから、リスクも高い可能性があります。

漢方薬

中国の伝統医療（中医）を参考に、日本で独自に発展してきた医療が漢方です。西洋医学とは異なり、症状や病気の一つひとつに処方されるわけではなく、体の状態を「陰証・陽証」や「虚・実」、「気・血・水」、「六経分類」などの物差しで判定し、漢方処方が選ばれます。したがって、漢方に対する深い知識と技量が求められるのですが、病院で安易に処方されてしまう風潮もあるようです。

漢方薬を処方した患者さんからは、「お陰様でなんとなく良くなってきました」という言葉が返ってくることがあります。しかし個人の感想ではなく、やはり重視すべきは統計学的根拠（エビデンス）があるかどうかです。以下、ワクチンの副作用とコロナの後遺症に限定し、漢方の効果について検証します。

問題は、漢方薬に関して大規模なランダム化比較試験がほとんど行われてこなかったことです。何故なら、漢方薬には以下のような宿命的な難しさがあるからです。

①複雑な色と味を有する漢方薬では、味も見た目もそっくりなプラセボが作れない

②体の調子をはかる物差しが複雑で客観性に乏しいため、厳密な統計処理が難しい
③種類が多く、組合せが膨大となるため、個々の処方に対する大規模調査ができない
④理論的根拠が乏しいため、臨床試験の結果を解釈するのが難しい

4番目の問題点については、こんなデータもあります。鍼治療のいわゆるツボは150箇所以上あるとされていますが、米国のある調査団が本場中国の代表的な鍼専門院2ヵ所で聞き取りを行ったところ、同じ目的でもツボの選び方が施術者によって大きく異なることがわかったそうです（文献6）。つまり鍼治療や漢方薬のように経験則に基づく医療は、客観性に乏しいということなのです。

そんな困難にもめげず、漢方薬を「普通の風邪薬」と比べたランダム化比較試験がいくつか行われています。しかし結果は、症状を改善する効果において、両者に差がなかったというものでした（文献4、5）。

「コロイダルシルバー（銀を含んだスプレー）」、「オゾン療法（血液クレンジング）」、「エッセンシャルオイル（精油）」、「ハーブ茶」など不確かな民間療法が続々登場してきていますので（文献2）、くれぐれもご注意を。

漢方は、人々の不安を解消する医療として広く認められている存在ですが、効果と副作用が正しく評価されているかという観点では、まだ課題がたくさん残されていることになります。

自然の回復力を妨げない確かな治療法の研究発表を期待するばかりです。

【参考文献】

1) Rezabakhsh A, et al., Application of exosomes for the alleviation of COVID-19-related pathologies. Cell Biochem Funct, May 19, 2022.
2) Turner L, et al., Businesses marketing purported stem cell treatments and exosome therapies for COVID-19: an analysis of direct-to-consumer online advertising claims. Stem Cell Rep, Nov 14, 2023.
3) Eastman Q, Study shows business selling unapproved stem cell treatments have turned to long COVID. JAMA, Nov 29, 2023.
4) Okabayashi S, et al., Non-superiority of Kakkonto, a Japanese herbal medicine, to a representative multiple cold medicine with respect to anti-aggravation effects on the common cold: a randomized controlled trial. Intern Med, 53: 949-956, 2014.
5) Takayama S, et al., Multicenter, randomized controlled trial of traditional Japanese medicine, kakkonto with shosaikotokakikyosekko, for mild and moderate coronavirus disease patients. Front Pharmacol, Nov 9, 2022.
6) Napadow V, et al., A systematic study of a acupuncture practice: acupoint usage in an outpatient setting in Beijing, China. Complement Ther Med, Dec 2004.

第5章　アフターコロナの世界を生きる

1　新型コロナワクチンで得た莫大な利益

コロナ禍にあって、陰で巨額のお金が動いていたであろうことは、容易に想像できるところです。ｍＲＮＡワクチンの開発にかかわるお金の流れを、米国の研究者グループが徹底的に調べ、その結果を発表しました（文献1）。

米国政府は、ファイザー社とモデルナ社に、研究のための費用として２５３０億円を以前から投資していました。加えて、コロナ禍になってから２０２２年３月までの約３年間、ｍＲＮＡワクチンの開発、治験、製造、買い上げの費用として、総額３兆３千億円（１ドル＝１１０円換算）を両社に支払っていたことがわかりました。この間、民間投資もあり、全体像は把握できなかったとのことです。

新型コロナの開発には、４つの先端技術の開発支援が必要だったとされていました。４つの

第5章　アフターコロナの世界を生きる

技術とは、「脂質微粒子膜」、「mRNAの改造」、「スパイク蛋白の遺伝子コード」、それに「臨床試験」です。しかし製薬企業は、これらの研究開発に、莫大な研究費を本当に必要としていたのでしょうか？

まず「脂質微粒子膜」の合成技術についてです。その作り方は昔から知られていたものであり、バイオの研究用キットとして市販もされていました。ノーベル賞受賞者のワイズマンとカリコ両氏の論文にも、「脂質微粒子膜は昔からあった方法に従って合成し、細胞への取り込みは市販の実験キットを用い説明書に従って行った」と書いてあります（文献2、3）。

2つめの「mRNAの改造法」もすでに完成していた技術であり、また「スパイク蛋白の遺伝子配列」も、新型コロナ感染症の発生直後、完全な情報が中国から論文として発表されていました。一方、モデルナ社では、新型コロナウイルスが蔓延する数年前にmRNAワクチンを作る技術を完成させており、ワクチンの元となる物質（抗原）の遺伝子コード（塩基配列）をコンピュータに入力すればよいだけになっていたのです。

モデルナ社のバンセルCEOは、2019年末、スイス出張中に中国武漢市がロックダウンとなったことを知り、直ちに自社の研究室に連絡しました。連絡を受けた技術者ハミルトン・ベネット氏は「遺伝子配列がわかったら、すぐに取りかかるわ！」と返答。中国からの論文が発表された25日後には、ワクチンの試作品が完成していたと報じられています。中国からの論文がmRNAワクチンの研究をすでに終えていた製薬企業にとって、残されていた仕事は大規模

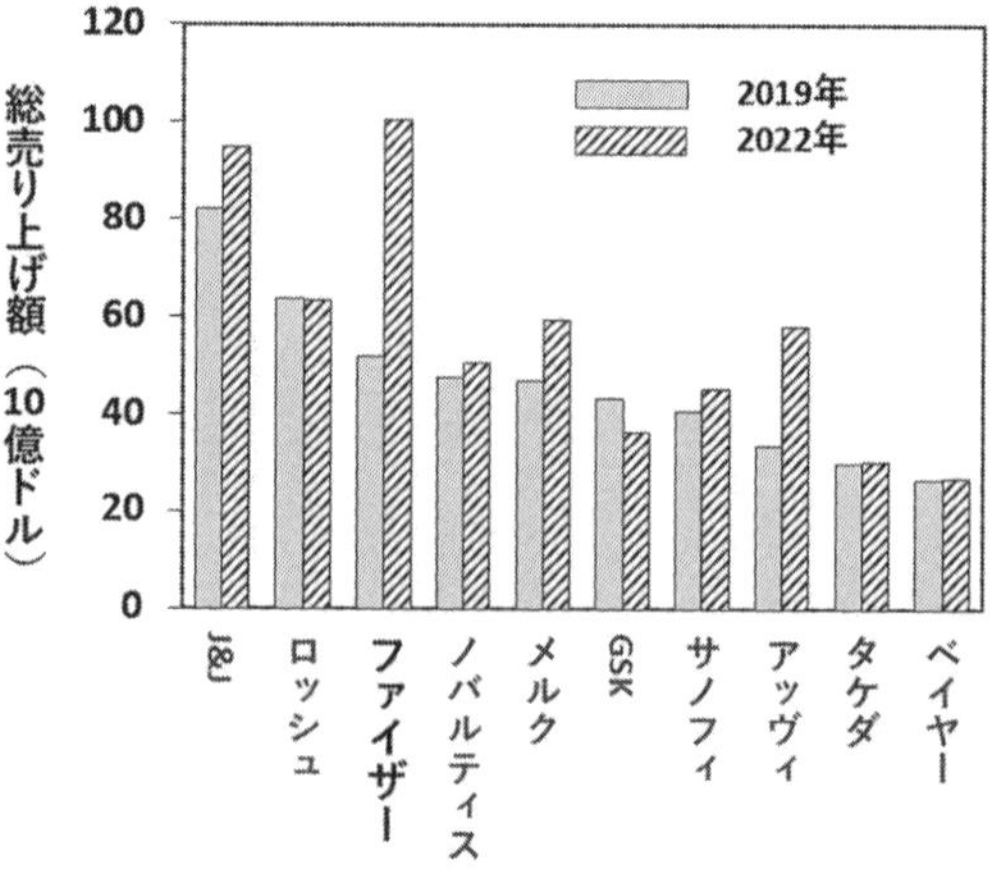

図22

臨床試験と、大量生産をするための工場作りだけでした。

最終的に、新型コロナワクチン１回分の製造原価は１１０～３３０円ほどだった、というのが専門家の試算です（文献４）。一方、両社は、米国政府の買い上げに対して１回分１万２１００円を請求していました。

では、ファイザー社とモデルナ社はどれくらいの利益を得ていたのでしょうか？

米国の別の研究者は、２社のコロナワクチン売上げ総額が11兆円で、純利益も６兆円を超えていたはずだとしています（文献５）。モデルナ社のＣＥＯはインタビューに、「ワクチンの価値を考えれば妥当な額」と答えています。

図22は、コロナ禍直前の２０１９年における巨大製薬企業の総売上げベストテンと３年後の２０２２年を比べたものです。なおモデルナ社は、２

０２２年の総売上げ額が１９０億ドルとなり、初めて18位にランクインしています。

これまで両社は、自社株の不適切な売却（文献６）、治験担当医師の利益相反（文献７）、治験データのねつ造（文献８）など、数々の問題が指摘されてきました。ワクチンの副作用で苦しむ人が世界中に大勢いる現状にあって（たとえ救われた命があったとしても）、ビジネスは自由だからと納得してしまってよい話なのでしょうか。

【参考文献】

1) Lalani HS, et al., US public investment in development of mRNA covid-19 vaccines: retrospective cohort study. BMJ 380: e073747, 2023.
2) Laczkó D, et al., A single immunization with nucleoside-modified mRNA vaccines elicits strong cellular and humoral immune responses against SRAS-CoV-2 in mice. Immunity, Oct 13, 2020.
3) Maier MA, et al., Biodegradable lipids enabling rapidly eliminated lipid nanoparticles for systemic delivery of RNAi therapeutics. Mol Ther, Jun 25, 2013.
4) Light DW, et al., The cost of coronavirus vaccines and their pricing. J R Soc Med, Nov 3, 2021.
5) Roy V, Financing covid-19 mRNA vaccines. BMJ, Mar 1, 2023.
6) Pfizer CEO made $5.6 million stock sale on same day as COVID-19 vaccine update. Reuters, Nov 12, 2020.
7) Becker C, Relationships between academic medicine leaders and industry - time for another look? JAMA, Nov 10.2020.
8) Thacker PD, Covid-19: researcher blows the whistle on data integrity issues in Pfizer's vaccine trial. BMJ, Nov 2, 2021.

2　スパイク蛋白は解毒できるか

「新型コロナワクチンを打ってしまったが、解毒する方法はないのか?」とのお問い合わせが私のホームページあてに数多く寄せられています。そこで、スパイク蛋白の解毒法に関する最新情報を次にまとめておきます。

ワクチンで合成されたスパイク蛋白がいつまで体内に残るのかは気になるところですが、半年以上も残っているとするデータもあります(文献1)。病院での治療から民間療法にいたるまで、スパイク蛋白を解毒する物質や方法もいろいろ発表されていますが、最近になりオートファジー(自分自身を食べるという意味)という現象が注目を集めています。

空腹や飢餓の状態で、自分自身の細胞内にあるたんぱく質を食べる(分解してエネルギーに換える)という仕組みのことで、その発見は2016年にノーベル賞の対象となっています(文献2)。これがスパイク蛋白も消化してくれるかもしれない、という話なのです。

オートファジーでは、まず目標となるたんぱく質、とくに不要とみなされたたんぱく質に目印がつけられます。次に、そのたんぱく質は脂質膜で包まれ、やがてたんぱく質分解酵素が注入され、消化されていきます(図23)。

細胞内にはミトコンドリアと呼ばれる部位がありますが、ときにはそこがオートファジーの

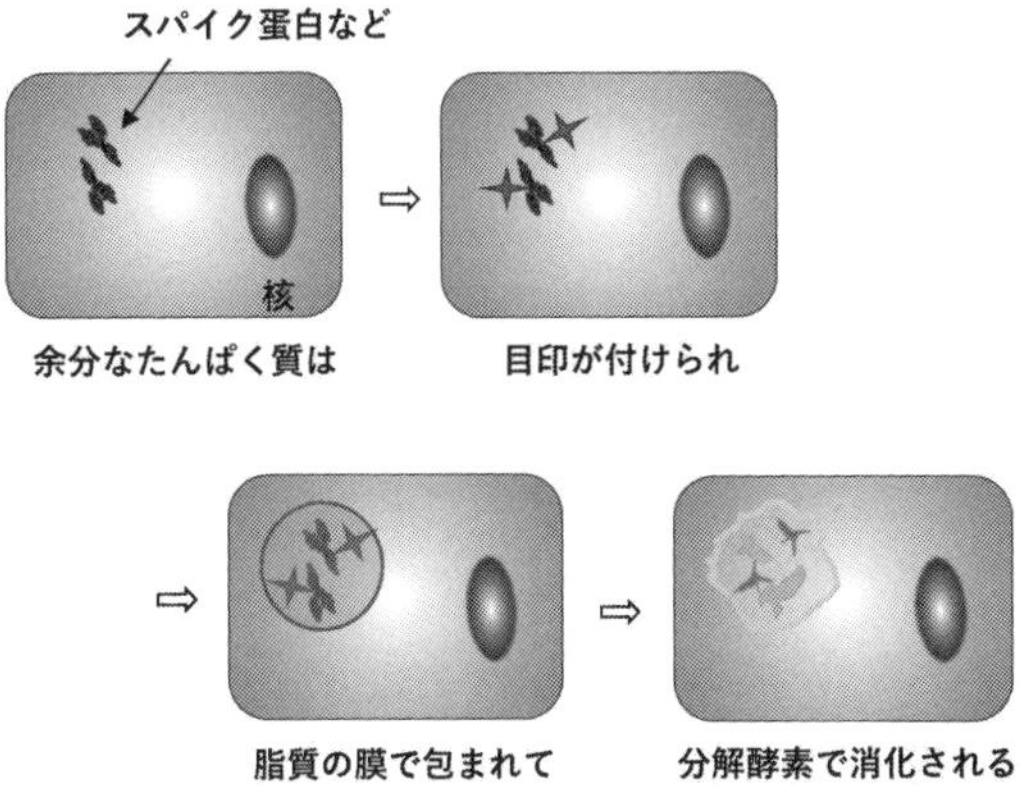
スパイク蛋白など
核
余分なたんぱく質は
目印が付けられ
脂質の膜で包まれて
分解酵素で消化される

図 23

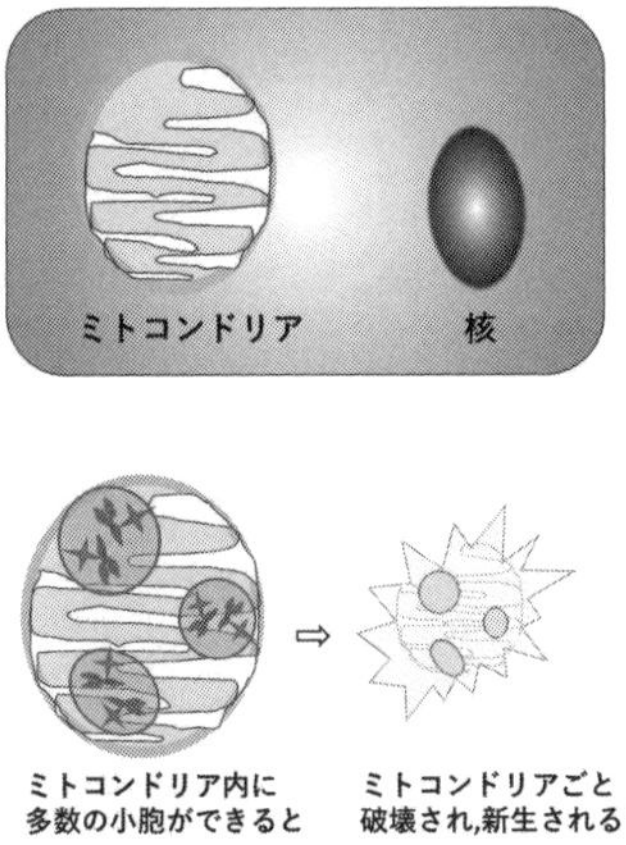
ミトコンドリア
核
ミトコンドリア内に
多数の小胞ができると
ミトコンドリアごと
破壊され,新生される

図 24

舞台となります（図24）。

ミトコンドリアになんらかのダメージが加わると、活性酸素が大量に発生するため、心筋炎や腎臓病などさまざまな病気の原因となります。スパイク蛋白は、この大切なミトコンドリアにダメージを与えることもわかってきました。したがってポイントは、誰でも細胞内に持っているこの巧みな仕組みを、どうすれば健全な状態に戻せるか、ということになります。

オートファジーの本来の役割は、冒頭に述べたように、空腹時や飢餓に瀕した際に命を守ることです。その理屈にもとづいて「1日おきに食事を抜いて水分だけをとるようにするダイエットが有効」だとする研究発表もありましたが、血糖値が下がり過ぎる懸念もあり、あまりお勧めはできません。

ただし普段から血糖値が高めの人は、エネルギー源であるブドウ糖が血液内に大量に存在しているわけですから、オートファジーは機能しなくなります（文献2）。したがって血糖値が高めの人も、そうでない人も、糖分は極力控えたほうがよいことになります。これが、スパイク蛋白を解毒する有力な方法のひとつです。

オートファジーを促進する物質もいくつか見つかっています。代表は、ナットウキナーゼです。あの納豆の成分ですが、オートファジーを促進してスパイク蛋白を分解・消化することが多くの論文で紹介され、高い評価を得ています（文献3〜6）。

スパイク蛋白が塊りになっていたり、あるいは血栓（血液の固まり）に包まれていたりすると、消化酵素が働きにくくなりますが、ナットウキナーゼには塊りをばらばらにするという機能があることもわかってきました。

ほかにも、さまざまな薬剤や食品、あるいは生活習慣がオートファジーを活性化させるとの研究発表がなされています。以下、主だったものを列挙し、若干の注意点を加えましたが、いずれも十分なエビデンスはまだありません。

・スペルミジン（小麦胚芽やキノコなどに含まれる）
・クルクミン（牛乳やブラックペッパーなどに含まれる）
・レスベラトロール（赤ワインに多く含まれる）
・マグネシウム↓過剰になると副作用があるため、サプリは不適切
・ビタミンＣ↓日々の食事で十分量が取れているため、サプリは不要
・カフェイン↓コーヒーには砂糖を入れないこと
・日光浴↓紫外線は体内に活性酸素を生じさせ、高齢者では不眠の原因となる
・運動↓過度な運動は逆効果となるので、ほどほどに

【参考文献】

1) Cristoni S, Detection of recombinant spike protein in plasma from vaccinated against SARS-CoV-2 individuals.

medRxiv, Dec 7, 2021.
2) 岡田正彦『人はなぜ太るのか——肥満を科学する』岩波新書，2006.
3) Halma MTJ, et al., Exploring autophagy in treating SARS-CoV-2 spike protein-related pathology. Endocr Metab Sci, Jan 30, 2024.
4) Tanikawa T, et al., Degradative effect of nattokinase on spike protein of SARS-CoV-2. Molecules, Aug 24, 2022.
5) Halma MTJ, et al., Strategies for the management of spike protein-related pathology. Microorganisms, May 17, 2023.
6) McCullough PA, et al., Clinical rationale for SRAR-CoV-2 base spike protein detoxification in post COVID-19 and vaccine injury syndromes. J Am Physicians Surg 28(3): 90-93, 2023.

3　遺伝子組換えに関する国際的な約束事

海外の裁判事情を記した第3章9節で、「オーストラリアではコロナワクチンが遺伝子組換えによって作られたとする立場から、法律にもとづく許可申請を怠っていた製薬企業が訴えられた」との話題を取り上げました。そこで次に、遺伝子組換えとは何なのか、ｍＲＮＡタイプのワクチンがそれに該当するのかを考えていきます。

１９９９年、「遺伝子組換えにより改変された生物が、国境を越えたあと、生物の多様性に悪影響を及ぼさないように利用するための手続き」についての議論が、南米コロンビアの都市、カルタヘナ（Kartagena）でなされ、決議される予定でした。しかし各国の思惑が一致せず、

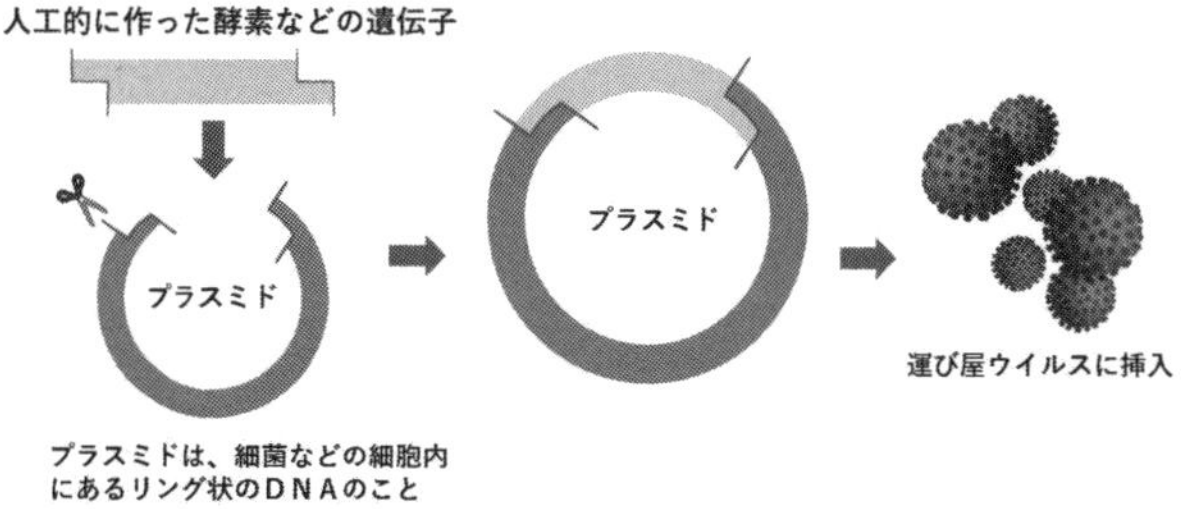

図25

２０００年1月、カナダのモントリオールに持ち越された国際会議で、紆余曲折を経て採択となりました（文献1、2）。

合意事項は、その経緯からカルタヘナ手順書と呼ばれるようになります。しかし、これが採択されたのは、遺伝子組換え農作物が世界的に広まり、同時に遺伝子治療が新しい時代の到来を思わせる話題として世間を賑わせていた頃でした（文献3）。

遺伝子治療は、たとえば大切な酵素の１つが生まれながらに欠損し、重い病気を発症した子どもの命を救うために試みられていました。具体的には、欠損した酵素のＤＮＡを人工的に合成し、ウイルスのＤＮＡに組込んで注射するというアイデアです。

そのために使われていた代表的なウイルスがアデノ随伴ウイルス（ＡＡＶ）で、言わば運び屋です（図25）。

ｍＲＮＡは細胞に触れたり、試験管内に取り出したりするとすぐに分解してしまうため、医薬品として使うという発想は、この時代、影も形もありませんでした。そのためカルタヘナ手順書には、遺伝子関連ではＤＮＡという言葉しか出てきません。

時代は進み、コロナ禍の2021年、6月開催のG7と9月開催のG20において、100日ミッションなるものが宣言されました（文献4、5）。将来、新たな感染症が発生した際、各国が協力して100日以内に診断、治療、ワクチンなどの技術と供給体制を整えるのが目標です。関係者が当然のようにイメージしていたのは、mRNAワクチンの応用技術でした。

日本では、カルタヘナ手順書に対応した法律（通称、カルタヘナ法）が2004年に施行されています。諸外国に比べかなり厳しい内容となっていて、大学や企業の研究者が遺伝子組換えを実験室内で行うだけでも、文部科学大臣の確認を受けなければならないという内容でした（その後、新型コロナウイルスを用いた実験について大臣確認は不要となった）。

カルタヘナ法に関する厚生労働省の通達文には、「組換え生物などを含む医薬品は多種多様であり、科学の進歩も日進月歩であることから、この法律の文面を一律に適用するのは必ずしも適切でない」と記されています。つまり法律は柔軟に運用されると言っているのです。

着目すべきは、研究者や企業が申請する際に記入する書類に「環境中に放出された遺伝子組換え生物の生残性を適切に観察する方法を記載する」との文面があることです（文献6）。また、遺伝子組換え製品を申請する際は、合成DNAを組込んだウイルスが外界に飛び出す事態（いわゆるシェディング）が生じていないかどうかを示すデータの提出も求められています（文献7）。

それにもかかわらず、新型コロナワクチンを海外から輸入した際、遺伝子組換え医薬品として規制を受けた形跡はいっさいありません。次節は、このような背景をふまえて、新型コロナワクチンはこの法律に抵触していないのか、１００日ミッションとの整合性はどうすればよいのか、考えます。

【参考文献】
1) Cartagena Protocol on Biosafety to the Convention on Biological Diversity. Secretariat of the Convention on Biological Diversity, Montreal, 2000.
2)「生物の多様性に関する条約のバイオセーフティに関するカルタヘナ議定書の説明書」外務省, Mar, 2003.
3) 岡田正彦『暴走する遺伝子——人類はパンドラの箱を開けてしまったのか』平凡社新書１６１, 2002.
4) Dzau V, et al., The 100 days mission: how a new medical-countermeasures network can deliver equity innovation. Lancet, Sep 5, 2023.
5) 100 Days Mission, International Pandemic Preparedness Secretariat, 2024.
6)「遺伝子組換え生物等含有医薬品等の第一種使用規定の承認申請に必要な生物多様性影響の評価を実施する際の留意事項について」厚生労働省医薬食品局長, Sep 13, 2007.
7) Tajima G, et al., Impact of genetically modified organism requirements on gene therapy development in the EU, Japan, and the US. Mol Ther Methods Clin Dev, Sep, 2022.

4　コロナワクチンは遺伝子組換え製品ではないのか？

新型コロナワクチンは遺伝子組換え製品と言えるでしょうか？　もしそうなら、厳格な審査を行うべき輸入手続きに、重大な瑕疵《かし》があったことになります。

この問題に関わる日本の法律は（通称）カルタヘナ法で、広く社会や自然界で使用する場合（第一種使用）と、研究機関の実験室や企業の工場などに限定して使用する場合（第二種使用）とに分けて規制を定めています（文献1）。

どちらの場合も、農産物や畜産物を想定し、生物等を規制の対象にしたものです。「生物等」とは、細胞または細胞群であって核酸を移転し、または複製する能力を有するもの、ウルスおよびウイロイドだと記述されています。「核酸」はDNAとRNAを含む総称です。「ウイロイド」はある種の植物に存在する病原体で、短いRNAでできています。つまり、この法律を広義に解釈すれば、RNAも含まれることになりそうです。

厚生労働省の通達では、「遺伝子組換え生ワクチンはウイルス等を不活化せずに用いるため、この法律による手続きが必要」とされています（文献2）。また内閣府の資料には、遺伝子組換えを行ったウイルスなどを不活化せずに用いる新型コロナ感染症の医薬品もこの法律の対象になる、と記されています（文献3）。しかし、どちらもmRNAワクチンには言及していません。

さて、カルタヘナ手順書の本来の主旨は、遺伝子組換えにより改変された生物が、国境を越えたあと生物の多様性に悪影響を及ぼさないようにすることでした。さまざまなメカニズムがこの問題に関わってきますが、mRNAワクチンに限れば懸念すべきことは1点に絞られます。

次の図26は、細胞内にあるゲノム（DNA）の情報がmRNAにコピーされる様子を示して

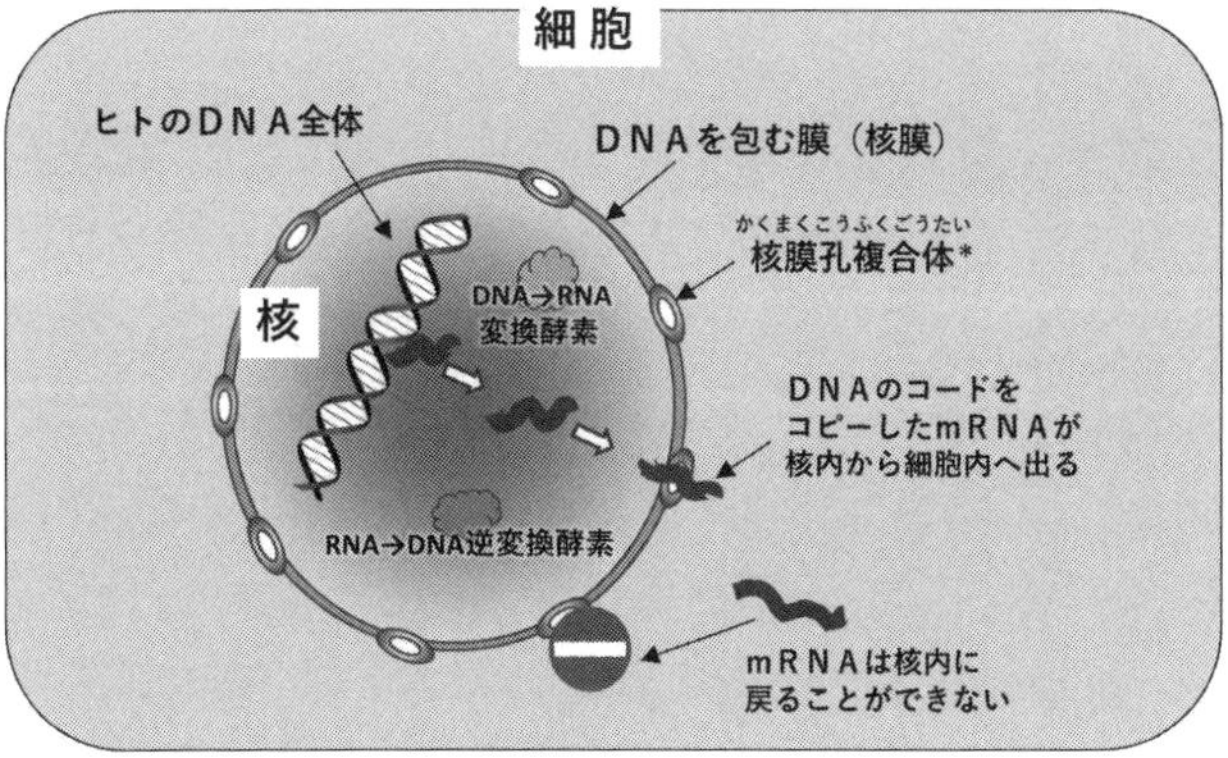

＊核膜孔複合体は一方通行の制御を行っている

図26

いますが、昔から生物学の大基本とされてきたものです（文献４）。

　ところが、２０２２年にスウェーデンの研究者が行った実験の結果は、この大基本を覆すものでした（文献５）。ファイザー社のｍＲＮＡワクチンをヒトのがん細胞に加えて培養を続けたところ、最短６時間でｍＲＮＡがＤＮＡに逆変換されることが確認されたのです。

　わかってみれば理由は簡単でした。細胞の核内には、ＤＮＡ→ＲＮＡの変換を司る酵素とともに、その逆の変換を担う酵素も存在しています。細胞が分裂する際、核も２つに分かれ、その瞬間、核内にあるＤＮＡ本体やｍＲＮＡ→ＤＮＡ逆変換酵素がむき出しになり、ｍＲＮＡと異常接近するということなのです。

　核内では、ＤＮＡ本体が小さなＤＮＡ断片を組み込んでしまうという機能も働いていますので（文献

6）、（実被害の検証はまだなされていないものの）コロナワクチンがヒトの遺伝子に重大な悪影響を与える可能性は非常に高いことになります。

ここまでの情報から疑問点が2つ残ります。1つは、研究開発の段階で厳しい規制を適用しておきながら、遺伝子を組み換えた製品（ワクチンなど）の輸入・発売について、なぜ法律はいかなる定めもしてこなかったのかという点です。2つ目は、ファイザー社やモデルナ社などの海外製品を輸入するにあたり、カルタヘナ法にもとづく審査が行われたのかどうかについて、情報開示がまったくなされていないことです。

ひいき目に解釈すれば、この法律が技術の進歩に追いついていなかった、ということになりますが、一方、厚生労働省の通達で「この法律は科学の進歩に合わせて柔軟に運用される」としていたわけですから、それを怠ったと言えるのではないでしょうか。

これらの疑問は、コロナワクチンによる健康被害に国家賠償を求めた裁判であきらかにされるよう期待するところです。

【参考文献】
1）遺伝子組換え生物等の使用等の規制による生物の多様性の確保に関する法律（平成15年法律第97号）、最終改正：平成29年法律第18号（平成30年3月5日施行）．
2）「遺伝子組換え生ワクチンの法令上の取扱い等について」厚生労働省医薬食品局審査管理課．
3）「COVID-19 ワクチン開発に向けた国際的な動向と遺伝子組換え生物等の使用規則」内閣府．

4) Vargas DY, et al., Mechanism of mRNA transport in the nucleus. PNAS, Nov 22, 2005.
5) Alden M, et al., Intracellular reverse transcription of Pfizer BioNTech COVID-19 mRNA vaccine BNT162b2 in vitro in human liver cell line. Curr Issues Mol Biol, Feb 25, 2022.
6) Mita P, et al., LINE-1 protein localization and functional dynamics during the cell cycle. eLIFE, Jan 8, 2018.

5　コロナワクチンは遺伝子治療薬だ

新型コロナワクチンは一種の「遺伝子治療薬」ではないか、との見方が当初から国内外にありました。そこで次に、同じテーマを遺伝子治療の観点から考えてみます。

ｍＲＮＡワクチンを開発したドイツのビオンテック社から発せられた2つの文章が、重要な意味を持っています。２０１４年、同社ＣＥＯのウール・シャヒン氏は、カリコ・カタリン氏（ノーベル賞受賞者）と連名で発表した論文の中で次のように述べていました（文献１）。

「ｍＲＮＡを利用した医薬品は、やはり遺伝子治療用、あるいは細胞治療用として分類されるものであろう」

その後、２０２０年8月にモデルナ社が米国証券取引委員会に提出した書類には、「もし当社のｍＲＮＡ治験薬が米国、欧州、あるいは他の国々で遺伝子治療薬とみなされるのであれば、我が社の新薬開発にはマイナスでしかなく、商品化も遅れることになる」と、恫喝にも似た言葉が記されていました（文献2）。

約6年の時を隔てて発表されたこの2つの文章から、mRNAワクチンの位置づけについて、企業側も確固たる見解を持っていなかったことが窺えます（文献3）。

もうひとつ言及すべきは、mRNAを利用した新型コロナワクチンが、果たして「ワクチンなのか」という疑問も呈されていることについてです。欧州医薬品庁は、「ワクチンとは、免疫反応を起こさせる抗原を含むもの」と定義しています。mRNAそれ自体は抗原でないため、この定義に従えばファイザー社やモデルナ社の製品は、そもそもワクチンではなかったことになります（文献4）。

では、これらの製品はどう位置づければよいのでしょうか？

米国食品医薬品局（FDA）の定義によれば、mRNAワクチンは少なくともプロドラッグというカテゴリーに属することになりそうです（文献3、5）。プロは「前段階の」という意味です。つまり薬を注射などで体に入れたあと、作用させたい部位に到達してから本来の構造に化学変化するように作られたもので、抗生物質や抗がん剤などの一部がすでにプロドラッグとして使われています。

mRNAは注射したあと、細胞内でスパイク蛋白を作りますから、言われてみれば納得の説明です。もしプロドラッグとみなすのであれば、注射あるいは内服をした時点と、体内で化学変化を起こしたあとのそれぞれについて、安全性の検証が必要になります。

ｍＲＮＡワクチンの場合、細胞内で作られたスパイク蛋白は、免疫細胞に限らず心臓、肺、腎臓、脳、眼球、さらに生殖器にまで悪影響を及ぼしていることが報告されています。これらは重大な副作用ですが、あとにも先にも十分な審査が行われた形跡はありません。授乳中にｍＲＮＡワクチン接種を受けた女性の母乳からｍＲＮＡが検出されたというデータも発表されていて、気になるところです（文献６）。

深刻なデータはほかにもあります。人工的に組み換えられたｍＲＮＡは、細胞内で遺伝コードの解読がなされる際、読み取り間違えが起こりうることです（文献７）。

「読み取り間違え」によって作られるかもしれない物質のひとつが、プリオンです。単独のたんぱく質なのですが、脳の中で勝手に増えていき、牛の狂牛病やヒトのクロイツフェルト・ヤコブ病という致死的感染症を引き起こす危険な物質です。このたんぱく質の情報とそっくり同じ遺伝コードが、ｍＲＮＡ中に存在していることがすでに判明しています（文献８）。

余談ですが、筆者が研修医だったころ、脳の病理（病理解剖）を専門とする先輩医師が業務中にクロイツフェルト・ヤコブ病に感染し、亡くなるという痛ましい出来事がありました。以来、その原因物質プリオンが恐怖のワードとして脳裏に焼きついています。

以上をまとめると、次のようになります。

欧米の行政府は、ワクチンを遺伝子治療製品に含めていない
↓しかし、いずれもコロナ禍以前の規約にすぎない
↓またｍＲＮＡワクチンは行政府が定めるワクチンの定義にあてはまらない
↓実際、多くの臓器を損傷し、さらに授乳によって乳幼児にも影響を及ぼしている

ファイザー社とモデルナ社のｍＲＮＡ製品は、いわゆるワクチンの範疇をはるかに超えており、「国境を越えたあと、生物の多様性に多大な影響を及ぼさないこと」を定めたカルタヘナ手順書に抵触しているのはあきらかです。

【参考文献】

1) Sahin U, et al., mRNA-based therapeutics - developing a new class of drugs. Nat Rev Drug Discov, Sep 19, 2014.
2) Moderna, Quarterly report pursuant to Section 13 or 15(d) of the Securities Exchange Act of 1934 for the quarterly period ended June 30, 2020, Aug 6, 2020.
3) Banoun H, mRNA: vaccine or gene therapy? the safety regulatory issues. Int J Mol Sci, Jun 22, 2023.
4) Guerriaud M, et al., RNA-based drugs and regulation: toward a necessary evolution of the definitions issued from the European union legislation. Front Med, Oct 17, 2022.
5) Wu K-M, A new classification of prodrugs: regulatory perspectives. Pharmaceuticals, Oct 14, 2009.
6) Hanna N, et al., Detection of messenger RNA COVID-19 vaccines in human breast milk. JAMA Pediatr, Sep 26,

2022.
7) Wang E, et al., G-Quadruplexes as pathogenic drivers in neurodegenerative disorders. Nucleic Acid Res, Mar 30, 2021.
8) Tetz G, et al., Prion-like domains in spike protein of SARS-CoV-2 differ across its variants and enable changes in affinity to ACE2. Microorganisms, Jan 25, 2022.

６　いまの常識、後世の非常識

ユーチューブなどの動画サイトが、コロナワクチンに反対する記事や動画を削除してきたのは、広く知られているところです。なぜ削除するのかという問いに対して動画サイトの運営会社は、「ＷＨＯが決めたことに反対する行為は認められないから」と答えています（文献１）。

この方針がさらにエスカレートしました。２０２３年11月５日付け朝日新聞によれば、「根拠のないがん治療の動画」もユーチューブが削除することにしたとのこと。「ニンニクやビタミンＣでがんが治る」、「抗がん剤は命を縮める」など誤った動画が人々を惑わせ、治療の機会を奪っているのではないか、というのです。

がんは、フリーラジカルと呼ばれる過酸化物が発生原因のひとつになっています。そのため抗酸化物質が予防に有効なのですが、ビタミンＣやニンニクに含まれるビタミンＢ１はその代表です（文献２）。つまり、ユーチューブが削除した情報もあながち間違いとは言えないのです。

抗がん剤にもいろいろな種類があり、昔から使われてきたのが「化学療法剤」です。臨床試験は、どれも対象者数が極端に少なく、ランダム化比較試験にもなっていないなど、信憑性に乏しいものばかりでした。「化学療法剤が命を縮める」というデータもありました。実際、分子標的薬など新しい治療法の研究が進んできたこともあり、米国などでは昔ながらの抗がん剤はほとんど使われなくなってきています（文献3）。

つまり、がん治療に関して言えば、技術革新が急速に進んでいるために、どれが正しく、何が誤っているのかが、逆にわからなくなってきているという実態があります。

「昔は常識だったことが今では非常識」という事例がたくさんあるものです。しかし、その判断は簡単でなく、正解にたどり着くまでに長い時間の流れが必要でした。

医学も例外でなく、長い年月をかけた学問論争を経て、正しい方向に収束していくという歴史を辿ってきました。たとえばタバコの害についての論争がそうです。タバコが肺がんの原因であることは、いまでは疑いようのない事実ですが、過去、大騒動がありました。

紙巻きタバコが世界中に広まったのは昭和の初期。タバコ産業は、ハリウッドのスターたちに大金を渡し、映画の中でカッコよく吸って見せるよう依頼していました。大スターだったゲーリー・クーパーもそのひとりでした。

それどころか当時の米国では、タバコ産業が医師たちにお金を払い、「タバコは健康に良く、喉のイガイガを癒す効果もある」などと語らせていたのです（文献4）。米国医師会誌（略称JAMA）は、本書で引用している論文の多くを掲載している専門誌ですが、1933年からおよそ20年間にわたり、そんなタバコ広告を堂々と載せていました。

その後、タバコについて無数の研究が行われましたが、「害がある」と結論した論文と「因果関係はない」とした論文が相半ばし、決着がつかない状態が長く続きました。

国内でも、日本たばこ産業株式会社（JT）を訴えた裁判があり、激しいバトルが繰り広げられていました（文献5）。被告JT側の証人となったある病理医は、「タバコが原因というなら動物実験などで証明してほしい」、「単に可能性ということであって、原因という意味ではない」、「確証がない以上、タバコをやめたほうがいいなどと国民に説明すべきでない」と述べていたのです。

タバコ論争が決着するまでに、実に70年余の歳月を要しました。

その他の主だった事例を表5にまとめました。

これらのエピソードを知るにつけ、「いまは常識でも、のちの世には非常識」となる出来事も、たくさんありそうな気がしてきます。とくに現在のコロナワクチン禍は、全人類の将来にかかわる重大事です。現代人にとって、ユーチューブ動画の削除問題も含め、「常識と思い込んでいたことの間違い」に気づくのは簡単なはずです。そうでなければ、過去の失敗から何も

表5

誤っていた医療	内容	時代
ハンセン病患者隔離	らい予防法により強制隔離が行われた。そのための施設として各地に国立療養所が設置された。結婚の条件として避妊手術も強制された。これに反対する医師もいたが、学会は認めなかった。原因のらい菌は感染力が非常に弱く、他人への感染はまれ	1929-1996年
ロボトミー治療	症状の重い精神疾患を治療するため大脳の一部を切除する手術が行われていた。開発者はノーベル賞を受けたが、のちに最悪の授与だったと非難されている	1937-1967年
強制不妊手術	優生保護法という法律のもと障害者が子供を産むことを制限してきた。何も知らずに不妊手術を受けさせられた人が多数。国は当時は合法だったと弁明	1948-1996年
カンフル注射	経済のカンフル剤など比喩に使われるが、本来は樟脳（ショウノウ）から抽出されたカンフル注射のこと。初出は不明。止まりかけた心臓を回復させるとされ、改良品ビタカンファーが大量に使われた。発明者に学士院賞が授与。後年、むしろ死を早めることが判明	～1975年

学ばなかったことになります。

【参考文献】

1) YouTube to remove all anti-vaccine misinformation. BBC News, Sep 29, 2021.
2) Pisoschi AM, et al., Antioxidant, anti-inflammatory and immunomodulatory roles of vitamins in COVID-19 therapy. Eur J Med Chem, Feb 4, 2022.
3) Kolata G, Cancer without chemotherapy: 'a totally different world', New York Times, Oct 4, 2021.
4) Bayratar M, More doctors smoke Camels than any other cigarette!, TRT World, 2023.
5) Iida K, et al., Learning from Philip Morris: Japan Tobacco's strategies regarding evidence of tobacco harms as revealed in internal documents for the American tobacco industry. Lancet 363: 1820-1824, 2004.

第6章　過剰医療と人間本来の治癒力

1　人間が有する本来の治癒力とは

これまで私はホームページで、新型コロナワクチンの有効性に重大な疑義があり、かつ深刻な健康被害をもたらしている実態を、多方面からあきらかにしてきました。そこで本章では、人間の体が備えている本来の治癒力と、それに抗するような過剰な現代医療を主題に、ワクチン問題にも通じる背景を深掘りすることにします。

日本も含む先進諸国では、死亡原因の上位3つがほぼ共通していて、がん、心臓病、脳卒中、肺炎、老衰のいずれかとなっています。ただし順位は国により、また時代により入れ替わりがあります。ところが米国で行われた複数の研究から、死亡原因の第3位は前述した病気のいずれでもなく、「過剰な医療」によるものであることがあきらかになりました。

調査でわかったのは、まず医療行為が原因となって死亡する人が、米国だけで年間25万人もいるということでした。ちなみに、がんによる死亡者数が59万人です（文献1、2）。理由で多いのは、不必要な薬の使用で生じた副作用です。米国の病院では、年間10万6０００人がそのために死亡していることがわかりました。

不要な手術による死者も多く、年間1万2０００人になると推計されました。また勘違いや伝達ミス、処置の不手際など、いわゆる「医療ミス」による死亡では、7０００人が命を落としていて、これらも含めて全部を合計すると、死亡原因の第3位になるというのです。

ただし、これは2０16年に発表されたデータであり、病院内の出来事に限定した調査によるものでしたが、その後も多くの調査が行われ、病院外も含めると、たとえば薬剤の副作用だけで19万9０００人が死亡しているとの報告も出てきました。

米国で、医師2１0６人を対象に過剰医療に関する意識調査が行われ、医師4人に1人が「自分が行った医療の30～45％が本当は必要がないものだった」と考えていることがわかりました（文献3、4）。必要がなかったにもかかわらず行ってしまった理由として、「あとで患者から訴えられないようにするため」、あるいは「患者から強い希望があったから」という回答が多くなっていました。

健康診断に効果はあるのか

では、必要がなかったとされた医療とは、いったいどのようなものだったのでしょうか？

さまざまな検査を定期的に行えば、病気の早期発見や早期治療ができ健康増進に寄与できるのではないか、というアイデアが最初に提唱されたのは１５０年ほど前のことでした。その後、１９７０〜80年代に入り、「定期的な健康診断を受けた人たち（健診群）」と「受けなかった人たち」の健康寿命を比べてみるという調査が世界中で行われるようになりました。

なかでも信頼性が高かったのは、６千人を超えるボランティアを同数の２群にわけ、９年間にわたり追跡したという調査でした（文献５）。ところが結果は意外なもので、（理由を問わず）亡くなった人の数が、むしろ「健診群」のほうで８・６％も多くなっていたのです。病気を早く発見し、早期に治療すれば、死亡率も下がり元気に長生きできるはず、という人々の期待に反する結果でした。

同じ目的で行われた調査はほかにも多数ありましたが、結果はどれも同じでした。しかし、なぜか人々の関心を呼ぶことはなく、しだいに忘れ去られていきました。その論文発表から四半世紀も経ったころ、国際疫学協会誌が、当時の論文のひとつを見直し、原文のままもう一度掲載するという前代未聞の対応を行いました（文献５）。

専門誌によるこの決定を受け、カナダと米国の２つの専門家会議は、それぞれ独立に「定期的な健康診断は中止すべき」との宣言文を公表するに至りました。「頭のてっぺんからつま先まで舐めるように行う検査」はナンセンスであり、ときに危険と断じたのです（英語で non-evidence-based, head-to-toe examinationsと表現されている）。

しかし、このような話は、世間にまったく伝わっていませんし、読者の方もご存じなかったのではないでしょうか。それどころか、日本では「労働安全衛生法」という法律のもと、働く者はすべて年1回以上の健診が義務づけられているのです。このような法律を設けている国はほかにありません。

それはなぜなのか？　そして、なぜ誰も真実を語ろうとしないのでしょうか？

【参考文献】

1) Cha AE, Researchers: medical errors now third leading cause of death in United States. Washington Post, May 3, 2016.
2) Makary MA, et al., Medical error – the third leading cause of death in the US. BMJ, May 3, 2016.
3) Lyu H, et al., Overtreatment in the United States. PLOS ONE, Sep 6, 2017.
4) Carroll AE, The high costs of unnecessary care. JAMA, Nov 14, 2017.
5) The South-East London Screening Study Group, A controlled trial of multiphasic screening in middle-age: results of the South-East London Screening Study. Int J Epidemiol, 6: 357-363, 1977, and 30: 935-940, 2001.
6) Howard M, Should we abandon the periodic health examination? Can Fam Physician, Vol.57, Feb, 2011.

２　過剰医療のエビデンス

絶対に有効だと思われていた医療行為が、よく調べてみたら実は「やっても、やらなくても同じだった」、あるいは「むしろ命を縮めてしまっていた」という研究データが無数に存在します。

まず紹介するのは、心臓病治療のトピックスについてです。日本人の死亡原因の第２位が「心疾患」で、その大部分を占めているのが「虚血性心疾患（狭心症や心筋梗塞）」です。心臓は血液を全身に送るためのポンプとして働いていますが、心臓自身の筋肉にも酸素や栄養が必要です。心臓の表面には、そのための血管があり、冠《かんむり》に似ていることから「冠動《かんどう》脈《みゃく》」と呼ばれています（図27）。

冠動脈が詰まって起こる病気が虚血性心疾患です。この病気を治療するために決定的に重要だとされ、世界中で行われている方法があります。

手首や足の付け根の血管から細いチューブ（カテーテル）を入れ、エックス線テレビで確かめながら冠動脈ま

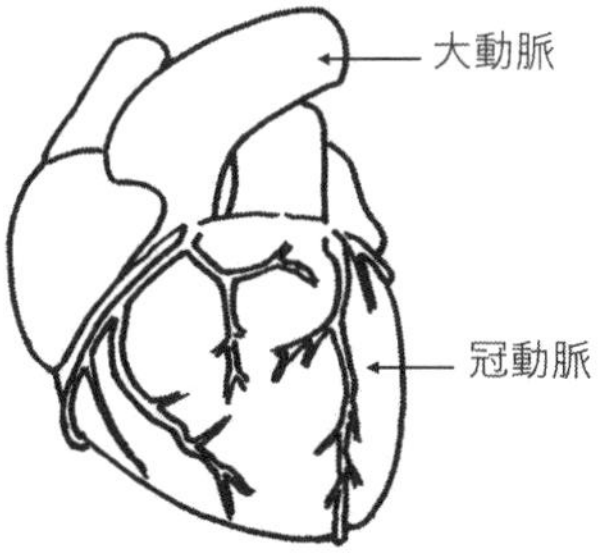

心臓表面にある冠動脈
非常に細く、複雑に枝分かれしているため内皮細胞が傷みやすい

図 27

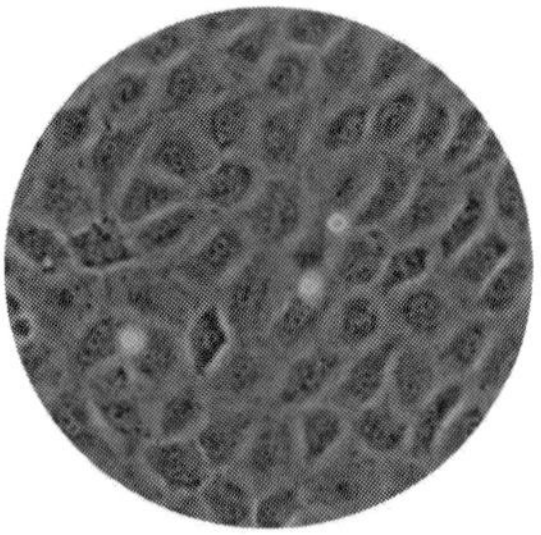

冠動脈の内皮細胞
70数個の細胞が写っている。細胞膜が互いに融合しているため辺縁が不鮮明

図28

で先端部を送り、詰まった場所を広げたり金属のリング（ステント）を留置したりする方法で、経皮的冠動脈形成術（ＰＣＩ）と呼ばれています。２０２０年の統計によれば、国内で年間25万件ほどが実施されています。

２００７年、このＰＣＩについて、２２８７人を対象にした大規模なランダム化比較試験が行われ、結果が発表されました。「ＰＣＩを行った群」と「薬だけを使った群」を追跡したところ、その後の死亡率に統計学的な差がなく、それどころか、ＰＣＩを行ったほうで死亡率がわずかながら高いという、予想外の結果だったのです（文献1）。別の研究者グループもほぼ同様のデータを発表しています（文献2－4）。

このような結果になる理由はあきらかです。図28で示す顕微鏡写真は、私が研究に用いていた冠動脈の内側にある内皮細胞ですが、非常にデリケートで簡単につぶれてしまいます。細胞分裂で数回は再生されるのですが、限度があります。つまり血管内に挿入された硬い異物（カテーテル）によって内皮細胞は傷つき、その寿命を縮めてしまうのです。

ＰＣＩという治療法に死亡率を下げる効果はないことは、すでに１９９０年代から指摘されていました（文献5）。それにもかかわらず、ほとんどの心臓病専門医たちは、まるで気がつかなかったかのような態度を取り続けてきました。

日本人２人に１人が飲む薬の真の効果

話題を変えて、次は薬の話です。とくに慢性疾患で長期にわたり服用するものが気になりますが、あらゆる医薬品を通じて歴史がもっとも古く、また世界中でもっとも多くの人が服用しているのが血圧の薬です。厚生労働省の集計によれば、日本で血圧の薬を服用している人は１千万人を超えており、かりに全員が40歳以上だとすれば、２人に１人以上が服用している計算になります。

高血圧が原因で起こりやすくなる病気の代表は脳卒中です。次頁の表6は、現在、もっとも多く使われている2種類の薬について、海外で行われたランダム化比較試験の結果をまとめたものですが、いずれも期待を裏切る結果となっています（文献6、7）。新しい薬ほど血圧を下げる作用は強いのですが、半面、副作用も多く、心臓病や腎臓病が増えたり、あるいは血圧が下がり過ぎて転倒したり、認知症が悪化したりして効果が帳消しになっているのです。

表中、「総死亡」は、原因を問わず死亡した人の総数を意味しています。このような現象は、血圧の薬に限らず非常に多くの医薬品で認められているのですが、詳細は文献8をご参照ください。

心臓病治療や血圧の薬に対する研究の歴史から、２つの重要な問題点が浮かび上がってきま

表6

	死亡者数		
	脳卒中	心筋梗塞	**総死亡**
アンジオテンシン変換酵素阻害剤（ACE）			
本当の薬	42	58	**306**
プラセボ	50	62	**319**
アンジオテンシンⅡ受容体拮抗薬（ARB）			
本当の薬	24	18	**259**
プラセボ	26	18	**266**

す。まず、最先端の医療技術が否定されるようなデータが続々と公表されているにもかかわらず、医師たちがその事実を認めようとしないことです。もうひとつは、過剰医療の背景に常に薬の害が存在していることです。

次節では、医師たちがなぜ見てみぬふりをしているのか、そして薬の多くがなぜヒトの体に悪影響を与えるのかを考えます。

【参考文献】

1) Boden WE, et al., Optimal medical therapy with or without PCI for stable coronary disease. N Engl J Med, Apr 12, 2007.
2) Al-Lamee R, et al., Percutaneous coronary intervention in stable angina (ORBITA): a double-blind, randomised controlled trial. Lancet, Nov 2, 2017.
3) Rajkumar CA, et al., A placebo-controlled trial of percutaneous coronary intervention for stable angina. N Engl J Med, Dec 21, 2023.
4) White HD, Changing the Orbit around percutaneous coronary intervention for stable angina. N Engl J Med, Dec 21, 2023.
5) 岡田正彦『治療は大成功、でも患者さんは早死にした』講談社＋α新書，2001.
6) PROGRESS Collaborate Group, Randomised trial of a perindopril-based

blood-pressure-lowering regimen among 6,105 individuals with previous stroke or transient ischemic attack. Lancet, Sep 21, 2001.
7) Lithell H, et al., The study on cognition and prognosis in the elderly (SCOPE): principal results of a randomized double-blind intervention trial. J Hypertens, May 2003.
8) 岡田正彦『薬なしで生きる――それでも処方薬に頼りますか』技術評論社，2009.

3　クスリとは何なのか

「なぜ日本人は薬が好きなのですか?」とは、週刊誌などの取材でしばしば問いかけられてきた質問です。以前、国会で同じ質問をした議員もいました。これが大きな誤解であることの説明から始めることにします。

次頁の２つのグラフは経済協力開発機構（ＯＥＣＤ）が２０２３年に発表したデータをもとに、「国民一人当たりの年間医療費と寿命を比べたもの（図29）」と「一人当たりの年間薬剤費（図30）」です（文献1）。日本に比べ、とくに医療先進国を自認する米国は、医療にかけるお金が格段に多く、逆に寿命は先進各国の中で最低となっています。

国により医療の仕組みがまったく異なっていて、医療費の総額も薬剤費も厳密な比較ができませんので、データはあくまで参考です（文献2）。

この２つのグラフからわかるのは、少なくとも薬に限らず医療にかけるお金が高額なのは万

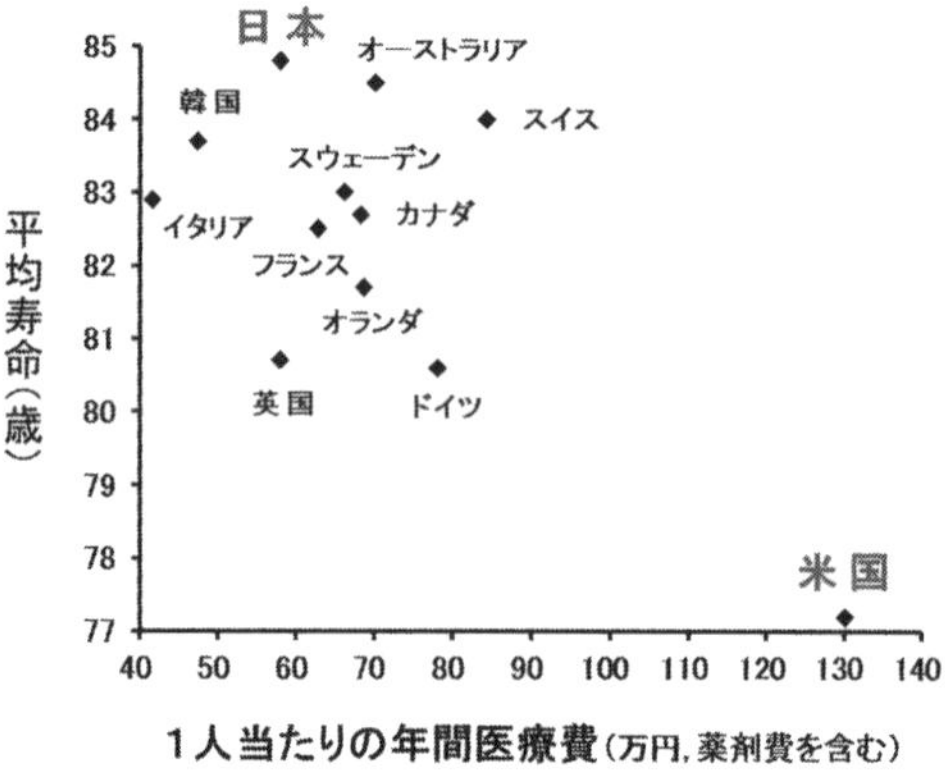
日本
オーストラリア
韓国
スイス
スウェーデン
イタリア
カナダ
フランス
オランダ
英国
ドイツ
米国
平均寿命（歳）
85
84
83
82
81
80
79
78
77
40 50 60 70 80 90 100 110 120 130 140
1人当たりの年間医療費（万円，薬剤費を含む）

図 29

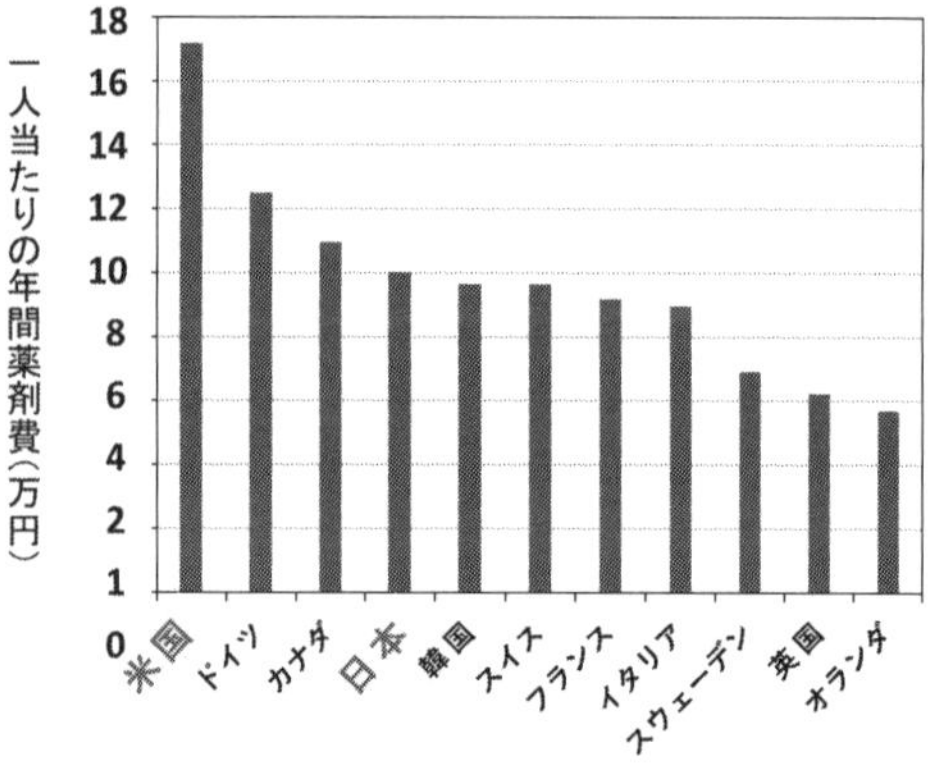
一人当たりの年間薬剤費（万円）
18
16
14
12
10
8
6
4
2
1
0
米国
ドイツ
カナダ
日本
韓国
スイス
フランス
イタリア
スウェーデン
英国
オランダ

図 30

国共通であることと、医療費も薬剤費も寿命となんら関係しておらず、むしろ寿命を縮めているかもしれないということです。

さて前節で、「血圧を下げる最新の薬を使っても死亡率は改善しない」というデータを紹介しました。本物の薬を服用したほうで、わずかに死亡件数が減少していましたが、統計学的な有意差がなく、誤差範囲の違いしかなったというものでした（これらのデータには不正操作もあり著しく信頼性を欠くものですが、詳細は後述します）。

血液は、心臓が押し出す力だけで体の隅々まで流れていくことができず、収縮と拡張を繰り返しながら血管壁を伝わっていく「振動波」のエネルギーが必要です。ところが年齢を重ねるうち、血管のしなやかさの元になっているエラスチンという物質が減少し、また堅牢さの元になっているコラーゲンが劣化し役割を果たさなくなっていきます。

すると、血液は心臓から遠く離れた臓器に届かなくなりますが、腎臓や首の血管など要所に「血管壁の振動を検知するセンサー」があり、血流の不足を知らせる信号を発します。これを受けて心臓はがんばり、血管は収縮して血流を回復しようとする反応が起きていきます。庭の草花にホースで水やりをするとき、先端を指でつまむと、水は遠くまで飛ぶようになりますが、それと同じ理屈です。結果的に血圧は上昇していきます。

血圧が上がるのは体が要求するからであり、薬で無理に下げるのは、その自然の摂理に逆らっていることになるのです。そのため脳の血管が詰まったり、認知症が進行したりしてしまいます（文献3）。

加えて、どんな薬にもかならず副作用があります。たとえばARBという最新の薬は、これを服用した患者が胃や腸に炎症を起こし、激しい下痢や体重減少を訴えるという事例が相次ぎました。薬を中止すると症状が回復することから、因果関係もあきらかでした（文献4、5）。

つまり血圧の薬は、「あちら立てれば、こちらが立たず」という宿命から逃れられないのです。このような現象が多くの医薬品で認められることは、前節で述べたとおりです（もちろん有用な薬もあり、すべてを否定するものではありません）。

副作用の多くは予測不能です。なぜならヒトの体内には薬が作用する可能性のある部位が無数に存在するため、開発者の想定を超えた反応がいくらでも起こりうるからです。

5万年とも30万年ともいわれる悠久の時を経て、われわれの祖先は地球環境の変化に対応しながら遺伝子を育み、絶滅することなく生き延びてきました。結果的に、人間の体には老化に対する備え、あるいはウイルスなどの外敵に遭遇したときの治癒力が出来上がっています。一方、現代人が最初の医薬品を発明してからまだ80年ほどしか経っておらず、知恵の至らなさから同じ失敗を繰り返しているのです（文献5）。

【参考文献】
1) https://www.oecd.org/tokyo/statistics/

2) 西沢和彦「「国民医療費」における薬剤費統計の不備を改めよ」ＪＲＩレビュー, 4: 28-39, 2013.
3) Jongstra A, et al., Antihypertensive withdrawal for the prevention of cognitive decline (review). Cochrane Database Syst Rev, Nov 1, 2016.
4) Rubio-Tapia A, et al., Severe spruelike enteropathy associated with olmesartan. Mayo Clin Proc 87: 732-738, 2012.
5) Herman ML, et al., A case of severe sprue-like enteropathy associated with valsartan. ACG Case Rep J, Jan 16, 2015.
6) Avorn J, Learning about the safety of drugs - a half-century of evolution. N Engl J Med, Dec 8, 2011.

４　医師の思い

過剰な医療を加速してきた理由は、いろいろあって複雑です。以下、その理由として考えられる背景を分析してみます。

背景　その１

医師たちが集まった飲み会での出来事です。ある医師がポケットから薬のシートをいきなり取り出し、私に「飲んでみて！」と言うのです。何かと聞いたところ、そのころ話題になっていたある新薬でした。服用を続けていたら体調が良くなったような気がするから、という説明です。しかし、その新薬については海外で多数の追跡調査が行われ、「わずかながら副作用としてがんが増える」との指摘がなされ始めていた頃でした（文献1）。

多くの医師は心底、最新の医療技術を信頼し、疑いを抱くことなく受け入れています。そこには金銭の授受もなく、誰に対しての忖度もありません。

背景　その2

企業が新しく開発した薬や医療器材の製造承認を得るには「治験」が必須です。著しく手間のかかる治験は、通常、大学医学部附属の病院に依頼することになり、担当した診療科（講座、あるいは医局とも呼ばれる）には、その手数料に加えて莫大な寄付金も入ります。たとえばメタボ健診の基準作りに携わった大学教授11人はとくに高額で、最高3億円を超えていたと報じられていました（文献2）。

治験に限らず、有名医師たちが新製品についての講演会や研究発表を行うたび、見返りとしての寄付金や講演料、旅費なども支払われます。いずれも大学が定めた規則に従ってお金が処理されていれば合法なのですが、当然、忖度も働くため、製品の欠点には目をつぶり、意図せず新製品のＰＲに加担することになります。

大学病院で研鑽を積んだ若手医師たちは、やがて地域の病院に赴任し、あるいは自分でクリニックを開設して、最新の製品を当然のごとく使い続けることになるのです。

背景　その3

医師の多くは、基本的に新薬や最新の医療器材を真に優れたものと考えているのですが、最大の理由は、それらを評価した医学論文の多くが「有効である」ことを強調したものになっているからです。

たとえば虚血性心疾患の治療法（経皮的冠動脈形成術、ＰＣＩ）は、ランダム化比較試験で否定的な結論が出されていることを前節で紹介しました。しかし、医師の目に止まる論文の大部分は、信頼性を欠く「後ろ向き調査」のデータでしかないという共通点があります。この傾向は世界共通で、国内でも心臓の専門家がＰＣＩの有効性を示すデータとして掲げるのは後ろ向き調査で得られたものとなっています（文献3）。

なぜ後ろ向き調査の論文がそんなに目立つのかと言えば、費用と人手を必要とせずコンピュータで計算するだけでできてしまうため、論文が簡単に書けて、圧倒的に件数で勝ることになるからです。

背景　その4

深刻なのは、論文の多くが薬や医療機材の企業から資金援助を受けて行われていることです。論文を発表する際、著者らがどこからお金を受け取ったかを必ず明記することになっており、これを「利益相反の開示」と呼びます。しかし、だからといって、これが免罪符になるわけではありません。

変形性股関節症や骨折などに対し、股関節を金属やセラミックでできた人工関節に置き換えるという治療法があります。この手術を受けた人は過去10年間で2倍にも増えているとされています。

この手術法の効果を報じた68編の論文を調べ、「良くなった」、「かえって悪くなった」、「どちらとも言えない」の3つに分けてまとめたところ、「良くなった」と結論していた論文は、人工関節を製造している企業がスポンサーになっていた論文で2倍以上も多かったということでした（文献4）。意図的なデータ操作が行われていたのはあきらかでしょう。

母親が4歳の次女を薬で殺害したというニュースがありましたが、そのとき使われたのは、母親が服用していたオランザピンという統合失調症の薬でした。この薬については、5つの学術調査が行われていましたが、製薬企業に不利となるデータが隠ぺいされ、都合の良いデータだけが公表されていました（文献5）。

その副作用を知らされないまま服用した人たちに重度の肥満や糖尿病の発症が認められ、1千件を超す訴訟が起こされるという騒動に発展しました。米国の司法は、1700億円にのぼる賠償金の支払いを製薬企業に命ずる判決をくだしました（文献6）。この薬は、効果においても、昔から使われていた薬に比べ大差のないことが暴露されています。

医師は勉強熱心であり、専門医の資格更新のためもあって、しばしば学術講演会などに参加しています。しかし、そこで講師役を務める有名医師は、製薬企業などから講演料を受け取っていることが多く、話の内容にはバイアスがかかります。

医師たちは製薬企業などの手のひらで踊らされ、そこから逃れることができません。

【参考文献】
1) Jing H, et al., Impacts of ezetimibe on risks of various types of cancers: a meta-analysis and systematic review. Eur J Cancer Prev 32: 89-97, 2023.
2) 読売新聞、平成20年3月30日記事.
3) Uemura S, et al., Primary percutaneous coronary intervention in elderly patients with acute myocardial infarction. Cir J 83: 1229-1238, 2019.
4) Ezzet KA, The prevalence of corporate funding in adult lower extremity research and its correlation with reported results. J Arthroplasty 18: 138-145, 2003.
5) Berenson A, Eli Lilly said to play down risk of top pill. New York Times, Dec 17, 2006.
6) Office of Public Affairs, Eli Lilly and Company agrees to pay $1.415 billion to resolve allegations of off-label promotion of Zyprexa. U.S. Department of Justice, Jan 15, 2009.

5　論文不正が諸悪の根源

過剰な医療を加速している背景について述べてきましたが、次にその大元ともいえる問題について考えます。医薬品など医療用の製品を開発・販売している企業がスポンサーになって行われる、いわゆる臨床試験の発表論文に不正行為が横行しているという問題です。

血圧の薬の中でもっとも新しく、もっとも多く使われているのがアンジオテンシンⅡ受容体拮抗薬（ARB）です。各製薬企業は、それぞれ少しずつ性質の異なる製品を販売しており、そのひとつがディオバンという商品です。

この薬について、国内のいくつかの大学病院が共同で臨床試験を行い、結果を英国の有名な医学専門誌に発表しました（文献1）。内容は、「すでに血圧の薬を服用している人にディオバンを追加投与したところ、狭心症や脳卒中の発病が半分近くに抑えられた」というものでした。論文発表のあと、薬の売上はさらに急増し、ベストセラーとなりました。

ところが、しばらくして同じ専門誌に「この論文には不正がある」との告発記事が掲載されたのです（文献2）。告発したのは日本の研究者で、論点は2つ。ひとつは「薬を1つ加えるだけで発病が半分になるなどおかしい」というもの、もうひとつは「試験終了時、ディオバンを加えた群と加えなかった群で血圧の平均値がぴったり同じになっているのは不自然」というものでした。

この論文は、データの不正操作に加えてコピペを多用するなど、そもそも杜撰なものだったのです。この出来事は裁判に発展し、統計処理を担当した製薬企業の元従業員が誇大広告の罪状で告発されましたが、最終的には無罪となりました。無罪になった理由は「学術論文は宣伝媒体ではないから」というものでした。この出来事はディオバン事件と呼ばれました。

さて、この事件はあまりにあからさまであり、あえて不適切な表現をすれば無邪気とも言えるものでした。しかし、とくに欧米の巨大製薬企業のデータ操作はなかなか巧妙で、見破るのも大変です。

大別すると、「あきらかな不正とも言えず、論文の読み手に見識が求められるもの」と「犯罪的な不正行為」とがあります。以下、まず前者についてです。

代表的なデータ操作は、臨床試験の期間を意図的に短く設定するか、あるいは「わが社の薬を投与した群のほうがあきらかに生存率が向上していることが確認されたため、これ以上プラセボ群を放置するのは倫理的に許されないと判断した」との言い訳をして、試験を打ち切りにするという方法です。

しかし、試験をもっと続けると別の結論になるのが普通です。次頁の図31で示すように、薬の効果は最初のうちプラセボに比べて優れているように見えるのです。しかし観察期間を延ばしていくと、やがて優劣が逆転してしまいます（図32）。

このような現象はほとんどの薬で認められるものです。理由はさまざまで、たとえば使い続けることによって耐性ができてしまい、副作用のほうが効果を上回ってしまうからと考えられます。

このことは、当然、製薬企業も知っていますから、最初から臨床試験の期間を短く設定し、

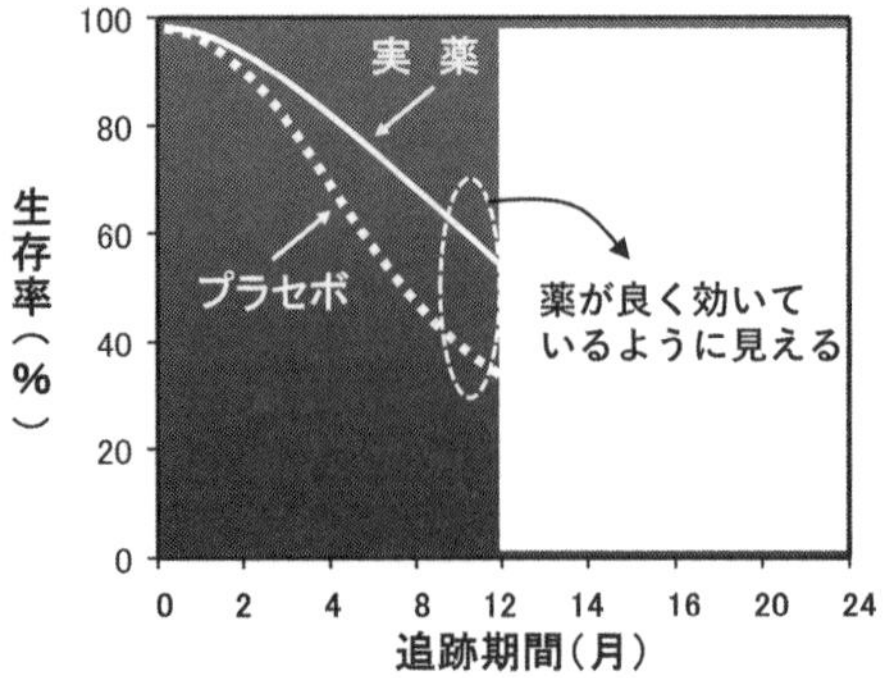
実 薬
プラセボ
薬が良く効いて
いるように見える
生存率（%）
100
80
60
40
20
0
0 2 4 8 12 14 16 20 24
追跡期間（月）

図 31

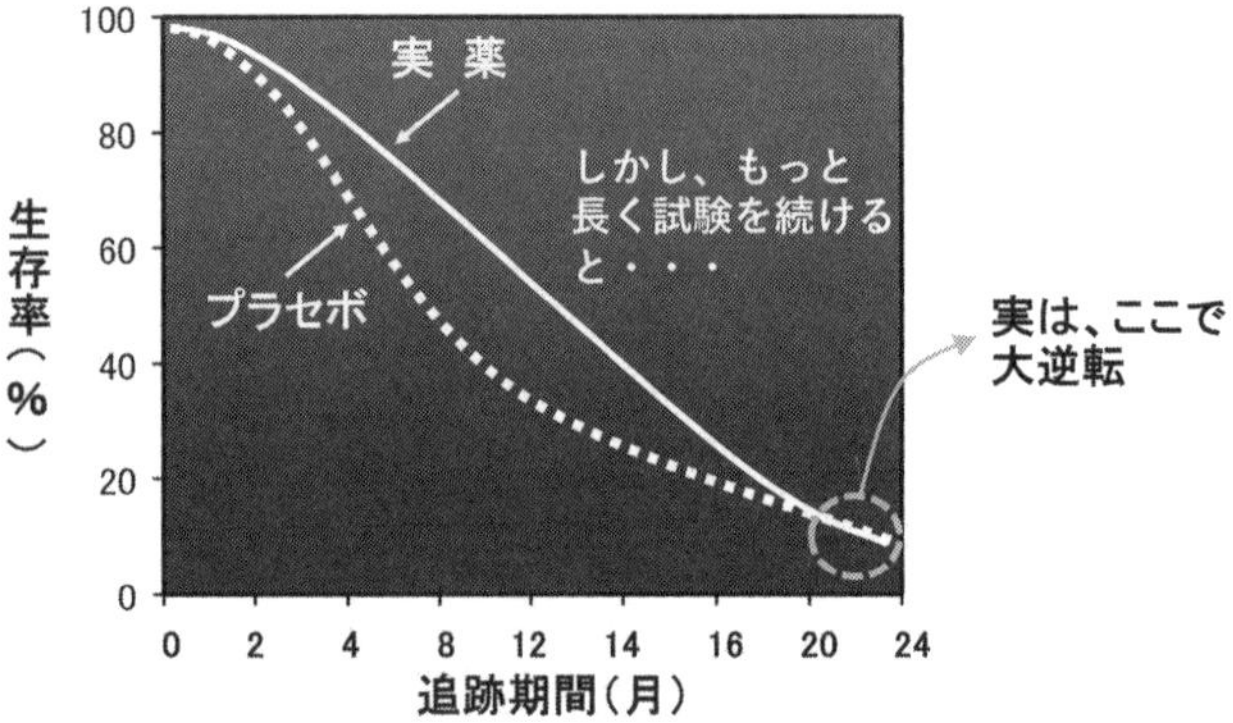
実 薬
プラセボ
しかし、もっと
長く試験を続ける
と・・・
実は、ここで
大逆転
生存率（%）
100
80
60
40
20
0
0 2 4 8 12 14 16 20 24
追跡期間（月）

図 32

なにくわぬ顔で「予定通り試験を終了しました」と公表するのです。

わかりやすいのが認知症治療薬でした。製薬企業が主導して行われたある薬の「半年間の臨床試験」で、認知症の進行をあきらかに抑えるとの結論が得られました。この論文は世界中で注目され、当時、日本でもテレビや新聞に「認知症は早期発見・早期治療が大切！」との広告が繰り返しなされていました。

その後、第三者が３年に延長した試験を行ったところ、「まったく効果は認められない」との結論になったのです（文献３）。それどころか、むしろ症状を悪化させてしまうこともわかりました（文献４）。

「外れ値」の操作で結果は変えられる

臨床試験では、対象者を選ぶ際、服薬歴や病気の重症度などに制限を設定し、なるべく均質な集団となるようにしなければなりません。対象者が均質でなければ、臨床試験の結果が各個人にあてはまるかどうか、判断できなくなってしまうからです。

そのような手順で選ばれた大勢の人のデータをグラフにすると、次頁の図33のようなパターンになるのが一般的です。横軸は血圧などのデータで、縦軸はそれぞれの値を示した人を数えたものと考えてください。パターンは左右対称になることもあれば、どちらかに尾を引くこともあります。

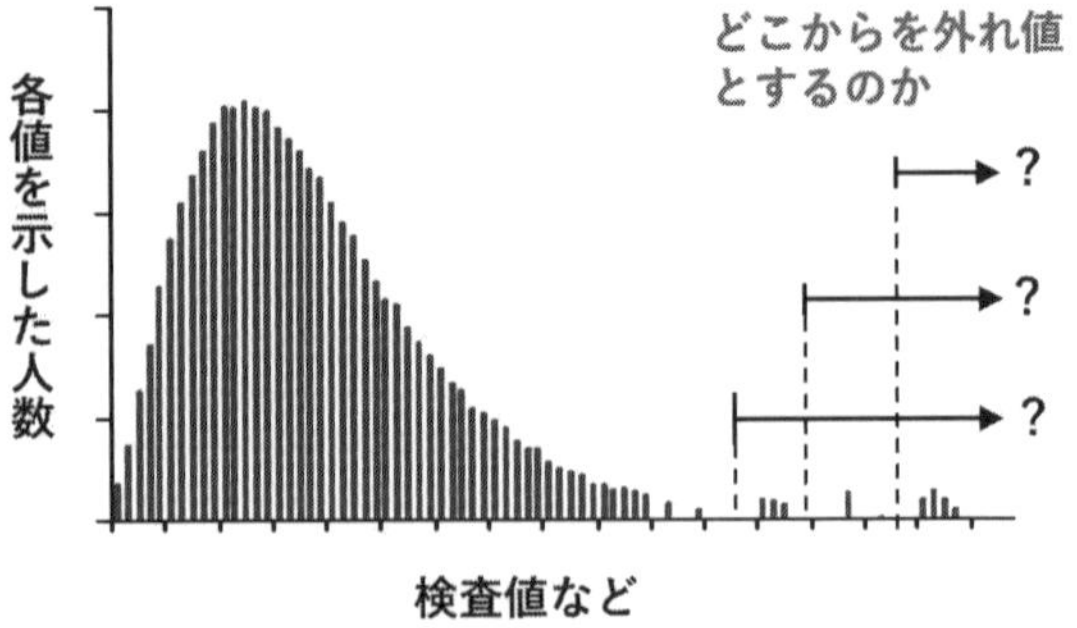

図 33

ところが人間の体質には個人差があまりに大きく、グラフで見るように大きく外れてしまう人が必ずいます。このようなデータは、統計学で「外れ値」と呼ばれ、結論を出す前に除外するのが普通です。

外れ値の除外は、計算によって客観的にも行えるのですが、万人が納得する方法はなく、いわば思いのままです。私がコンピュータで行った計算実験によれば、外れ値の境目をわずかに変えるだけで「2群で差がなかった」という結論になったり、「有意差が認められた」になったりと、自由自在に操作することができました。

論文を見ただけでは何が行われたか判断できませんが、訴訟となり裁判所の命令により原データが提出されて、悪意ある操作が暴露されることもあります。前述のディオバン事件も、そのような事例のひとつでした。

【参考文献】

1) Mochizuki S, et al., Valsartan in a Japanese population with

hypertension and other cardiovascular disease (Jikei Heart Study): a randomised, open-label, blinded endpoint morbidity-mortality study. Lancet, Apr 28, 2007.
2) Yui Y, Concerns about the Jikei Heart Study. Lancet, Apr 14, 2012.
3) Raschetti R, et al., Cholinesterase inhibitors in mild cognitive impairment: a systematic review of randomised trial. PLOS Medicine, Nov 27, 2007.
4) Belluck P, Risk for dementia may increase with long-term use of certain medicines. New York Times, Jun 25, 2019.

6　犯罪的行為の数々

新しい医療技術はいつも華々しく登場し、今度こそは病気も克服されるのか、と世間の期待も高まりますが、あとでデータ不正が暴露され、がっかりしてしまうという歴史の繰り返しでした。

うつ病薬にまつわる事件

米国ワイオミング州に住む男性、ドン・シェル氏（当時60歳）には37年間連れ添った妻と2人の子供がいて、初孫も誕生するなど幸せな家庭生活を送っていました。しかし仕事のストレスから、うつ病となり、近くの精神科クリニックで薬を処方されていました。

次第に眠れない日々が続くようになり、別のクリニックを受診したところ、パキシルという（当時は）新しいうつ病の薬が処方されました。飲み始めて2日後、あろうことかシェル氏は突然、2丁の拳銃を持ちだし、妻と娘、孫の3人を射殺してしまったのです。

残された家族は、いろいろ思い悩んだすえ「薬のせい」と考えるに至り、製薬企業を相手に裁判を起こすことにしました。そのころ同じような事件がほかにも続いていて、最終的に全米で訴訟が5千件ほどになるという大騒動に発展しました。

裁判が進行するにつれ、さまざまな問題があきらかにされていきました。臨床試験が少なくとも5件行われていたにもかかわらず、論文として発表されたのは1件だけ。しかも、その内容にねつ造があったと司法当局が断罪していました（文献1）。

さらにこの薬はプラセボよりも効果が劣る、つまり薬を服用すると症状がむしろ悪化してしまうこともあきらかにされました（文献2）。

シェル家の悲劇にヒントを得たのが、ジュード・ロウ主演の映画『サイド・エフェクト（副作用）』で、この薬の実名も劇中に出てきます。２００1年9月11日に起こった米国同時多発テロのあと、この薬を創った企業は、ソーシャル・アングザエティ（社会不安）という新しい病名を作り出し、「耐え難い恐れ、絶望感などに……」とのコマーシャルを全米で流していたとされています（文献3）。

この薬は「選択的セロトニン再取り込み阻害薬（ＳＳＲＩ）」と呼ばれる一連の新製品のひ

とつです。英国の名門ウェールズ大学で精神科の責任者を務めていたデイビッド・ヒーリー医師は、ＳＳＲＩを服用した患者に自殺が多発し、プラセボに比べて2倍以上になることを突き止め、論文を投稿しました。

しかし、医学専門誌の多くが製薬企業から広告料などを得ているため、どこからも論文は採用されません。その後、無名の雑誌に論文は掲載されました。そのことがきっかけとなり、ある裁判に証人として召喚されたヒーリー医師は、製薬企業側の弁護士から「いんちき科学者」との言葉をかけられます。

同医師は、カナダのトロント大学で教授に就任することが決まっていましたが、同大はＳＳＲＩを販売している製薬企業から6千万円を超える寄付金を受けていたことから、突然の内定取り消しとなってしまったのです（文献４）。

米国の名門ハーバード大学の関連病院に勤務する気鋭の精神科医マーチン・テイシャー氏の身に降りかかった出来事も深刻なものでした。通院中の37歳の女性に当時、画期的な新薬として発売開始されたばかりのＳＳＲＩのひとつを処方しましたが、その患者は2週間後に自殺をはかり救急搬送されました。そんな出来事がその後も続き、6人の症例を論文にまとめ投稿し、無事に掲載されました。

その症例には、父親から性的暴行を受けていた19歳の少女が含まれていました。のちにテイシャー医師は、この女性から「同医師からも性的関係を迫られた」として、裁判を起こされてしまいます（文献5）。女性は検事に対して、そのときの状況を微に入り細に入り述べたとされています。

テイシャー医師にとっては、まったく身に覚えのない話で、幸い一審で無罪となりましたが、上告を避けるため弁護士のアドバイスで多額の和解金を支払うことにしました。その後、家族が彼のもとを去ってしまうという悲劇にも見舞われたのです。背後に何があったのか……、謎に包まれたままとなっています。

つまり世界の巨大製薬企業が行ってきた犯罪的行為には、

・製薬企業にとって不都合なデータはなかったことにする
・製薬企業にとって不利な論文は出版社に圧力をかけて掲載させない
・製薬企業に不利な言動をした研究者に非合法的な圧力をかける
・ときに、もっともらしい病名を新たに作り出し新薬の効能を強調する

などが、実際にあったということになります。

厚生労働省のデータによれば、日本人100人中3～16人が生涯に1回うつ病になるとされ、一連の抗うつ剤も年間売上額の常に上位を占めています。ネットには、「うつ病はセロトニンという脳内物質の機能が低下するために発症する。SSRIなどの薬には、この物質を高める

作用があり有用」との専門医の言葉がいまだ溢れています。

ヨハン・ハリ著、山本規雄訳『うつ病、隠された真実』（作品社、２０２４年）には、セロトニンなどの脳内物質とうつ病とは無関係であることが、綿密な文献調査と取材に基づいて示されています。

うつ病の薬にまつわる一連の事件は、象徴的な出来事の一例として取り上げたにすぎません。次節は、さらなる闇に迫ります。

【参考文献】

1) Editorial, Is GSK guilty of fraud? Lancet, Jun 12, 2004.
2) Noury JL, et al., Restoring Study 329: efficacy and harms of paroxetine and imipramine in treatment of major depression in adolescence. BMJ 351: h4320, 2015.
3) Sunset B, Social anxiety disorder campaign. Marketing Campaign Case Studies, 2009, accessed: Dec 23, 2024.
4) Spurgeon D, Psychiatrist settles dispute with Toronto University, BMJ, May 11, 2002.
5) Bass A, "Side effects, a prosecutor, a whistleblower, and a bestselling antidepressant on trial, Algonquin Books of Chapel Hill, 2008.

７　歪められた情報の伝言ゲーム

米国での話です。ある有名教授が、大手製薬企業の役員の訪問を受け、すでに完成している論文の原稿を手渡されました。論文は、新薬の臨床試験に関するデータをまとめたもので、「形だけ著者として名前をつけさせてほしい」という依頼でした。

この論文は、いったい誰が書いたのでしょうか。

米国の女性リンダ・ロッジバーグさんは、ある会社に雇用され、製薬企業が行った臨床試験の論文を代筆する仕事を得て、張り切っていました（文献1）。匿名で文章を書く、いわゆるゴーストライターです。

この仕事が気に入った理由はいろいろありました。病気で悩んでいる人々に対して間接的ながら手助けができること、幼い子供が二人いるためリモートでの仕事がありがたいこと、報酬がかなり良いことなどでした。

しかし、仕事を始めてすぐ、ショッキングな出来事に行き当たります。ある避妊薬に関する論文の作成を始めたところ、雇用主から連絡が入り、副作用の部分はカットするように指示されたのです。この薬には激しい不正出血を起こす副作用がありました。

しばらくして、今度は精神科の新薬に関する論文の作成を依頼されました。自身の子供がＡＤＨＤ（注意欠如・多動症）と診断されていて、その薬をたまたま服用していたのですが、効いているという実感がありませんでした。表向きの論文執筆者となっていた有名教授に直接、聞いてみたいと雇用主に伝えたところ、ひと言「ごちゃごちゃ言わずに黙って書け」と告げられたのでした。

心折れたロッジバーグさんは、仕事を辞めることにしました。雑誌のインタビューで最後に彼女が語ったのは、「論文をプロが代筆することが悪いとは思わない。各製薬企業が共同で出資して、公平な立場で専門論文を作成するシステムができたらいい」ということでした（最近は、そんな会社もできてはいますが……）。

学術論文の最初のページには「要約」が必ず掲載されます。ある男性ゴーストライターは、依頼された論文の作成を終えたあと、自分とは別に要約だけを書く人物がいて、良いところだけを強調した内容に、いつの間にかすり替わっていた、と取材に答えています（文献２）。

抄録には、効能や副作用など論文のキモとなる情報が圧縮して掲載されるため、極めて重要なのですが、そこに落とし穴があります。たとえば、ある論文の抄録に「この薬は認知症の進行を止める効果が認められた」と書いてありました。しかし本文をよく読むと「中くらいに進行した認知症に限り少しだけ有効」としか書かれていませんでした。

多忙な医師たちは、要約しか読まないという実態もあります。英文で書かれた論文の抄録だけを読んだ専門家たちが、学会誌や業界誌の求めに応じ「新製品の最新情報」を日本語で解説することになります。

現場の医師たちは英文の原著論文を読む時間もありませんから、その道の権威が日本語で書いた解説記事を読み、患者に「すばらしい新薬が出たので早速使ってみましょう」などと説明することになります。こうして、歪められた情報が伝言ゲームのごとく広がっていくのです。

もうひとつの伝言は、ＭＲ（医療情報提供者）と呼ばれる製薬企業の営業担当者たちによってもたらされるものです。薬剤師の資格を持つ人もいて、専門的な知識を武器に、医師たちに「わが社の製品の優秀さ」を売り込むのが仕事です。私との個人的な会話が弾んだ折、「すべての薬は毒だと薬学部で習った」、「医師たちがこんなに大量の薬を処方するなんて信じられない」と、つい本音を吐露したＭＲ氏もいました。

【参考文献】
1) Herper M, A former pharma ghostwriter speaks out. Forbes, Aug 11, 2011.
2) Davis P, Interview with a ghost (writer). The Scholarly Kitchen, Oct 29, 2010.

8　あちら立てればこちら立たず

現代医療は「人間が有する自然の治癒力」を妨げています。ここまで数々のデータでそのことをあきらかにしてきましたが、次に「ではヒトの体内で何が起こっているのか」を考察することにします。

わかりやすいのは骨粗しょう症の治療です。骨粗しょう症の正確な原因はいまだ不明ですが、加齢や体質、あるいは女性ホルモンが関わっていると考えられています。とくに年齢とともに骨

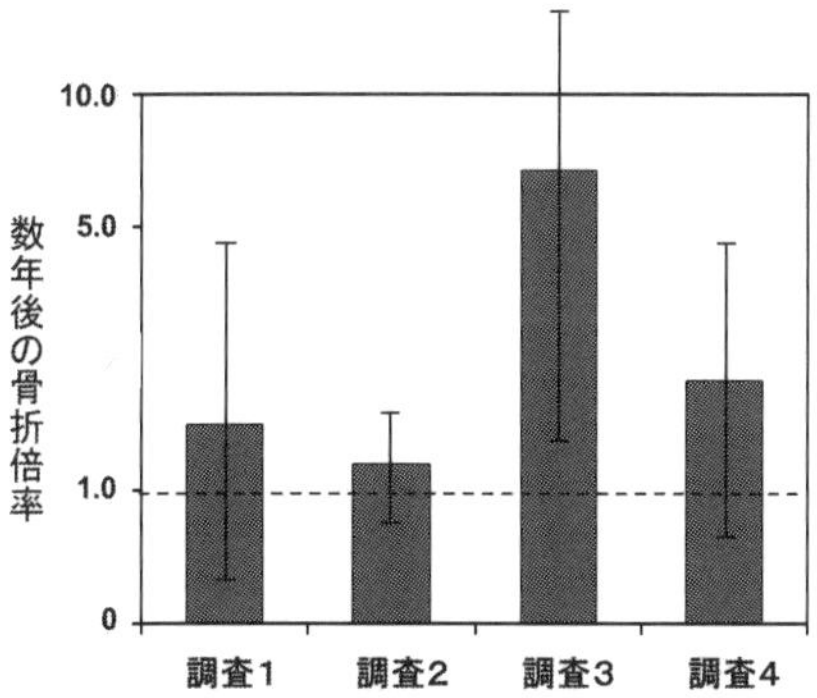

（1.0以上の倍率は骨折の増加を意味する。縦軸は対数目盛。縦の線分は95％の人が含まれる範囲）

図 34

のカルシウムが減ってくるため、カルシウム剤やサプリメントで補なう必要があるというのが、大方の理解ではないでしょうか。

ところが、事実はまったく違っていました。カルシウムを過剰に摂取すると、むしろ骨粗しょう症が進行してしまい、骨折のリスクが高まってしまうことがわかったのです。図34は4つの臨床試験で判明した結果ですが、どのデータも、カルシウム摂取で骨折リスクは減らず、むしろ高まってしまうことを示しています（文献1）。

では、なぜそのようなことが起こってしまうのでしょうか？

体内のカルシウムは、その99％が骨を支えていますが、残りの1％は細胞の機能をコントロールする重要な働きをしています（文献2）。もし血液中の濃度が高くなりすぎると、口渇や倦怠感、幻覚などの症状が現れ、ときに不整脈や急性腎障害などをきたし命に関わる事態に進行します。そのため、ヒトの体内には血液中のカルシウム濃度を厳格にコントロールする仕組みが備わっています。

カルシウムを摂り過ぎて血液中の濃度が異常に高まると、カルシウムを尿中に排出する仕組みが働き出しますが、勢い余って骨のカルシムまで抜き出してしまうのです。また血液中の過剰なカルシウムは、心臓の弁に付着するなどして心臓病による死亡率を高めることもわかってきました(文献2)。

問題はそれに留まりません。食物中のカルシウムは腸から吸収されますが、そのとき欠かせないのがビタミンD3の介在です(文献3)。多くは食品からのものであるため、もし摂取量が不足すれば、カルシウムも腸から吸収されなくなってしまいます。そのような発想から、病院ではビタミンD剤が大量に処方され、またドラッグストアの店頭にはさまざまなサプリメントが並ぶようになったわけです。

しかし、多数の臨床試験からわかってきたのは、ビタミンD3の過剰摂取は足腰の筋力を弱め、むしろ転倒リスクを高めてしまうという事実でした(文献4)。ある専門誌の編集長は、「ビタミンD3の臨床試験は無意味で危険でもあるので、もう終わりにしなさい!」と研究者たちに呼びかけているそうです(文献5)。

カルシウム剤とビタミンD剤の問題は一例として取り上げたに過ぎず、似たような現象は多くの医療行為で認められています。「それがなぜなのか?」は、以下のようにまとめることができそうです。

・人間の体は複雑で「あちらを立てればこちらが立たず」との反応が必ず起こる
・したがって、単なる思い込みで医療を行っても思いどおりの結果にはならない

【参考文献】

1) Bischoff-Ferrari HA, et al., Calcium intake and hip fracture risk in men and women: a meta-analysis of prospective cohort studies and randomized controlled trials. Am J Clin Nutr 86: 1780-1790, 2007.
2) Michaelsson K, et al., Long term calcium intake and rates of all cause and cardiovascular mortality: community based prospective longitudinal cohort study. BMJ, Feb 13, 2013.
3) Holick MF, et al., Identification of 1,25-dihydroxycholecalciferol, a form of vitamin D3 metabolically active in the intestine. Proc Nat Acad Sci USA, Feb 18, 1971.
4) Bischoff-Ferrari HA, et al., Monthly high-dose vitamin D treatment for the prevention of functional decline, a randomized clinical trial. JAMA Intern Med, Feb 8, 2016.
5) Kolata G, Study finds another condition that vitamin D pills do not help. New York Times, Jul 27, 2022.

さて本章では、人間が有する自然の治癒力を現代医療が妨げている実態を紹介しましたが、新型コロナワクチンの問題にも共通する背景がありそうです。

すでに直感的にこのことを理解していた人も少なくないようです。そこで本書の最後に、私

のホームページあてに寄せられた、そんなご意見の数々を仮想座談会の形でまとめてみました。

【座談会】新型コロナワクチン事件をどう考えればよいのか？

「自分もワクチン事件をしつこく考え続けてきました。いつもは政権に対して批判的な立場なはずの知人さえ、〝国がそんなに悪いことをするはずがない〟とワクチンの説明を鵜呑みにしていました。そのころ、ひと気のない道をマスクなしで歩いていたら、知らないお爺さんから怒鳴られるという嫌な経験もしました」

「市役所からの〝重要なお知らせ〟なのだから、言うことを聞いておけば間違いはないと思う市民が多数だったと思いますね。周辺でとくに問題もなく時が過ぎていったし、日々の生活に追われ、深く考える余裕も時間もなかったのでしょう」

「大衆に対し、新型コロナへの恐怖心がまず植えつけられた。恐怖は集団ヒステリーと差別を生みます。しかし実際には、新型コロナ感染症による死者の平均年齢は、日本人の平均死亡年齢と同じでした。もしメディアの報道がなければ、〝悪い風邪が流行ってるかな？〟くらいの感覚で済んでいたかもしれません」

「マスコミはジャーナリズム精神のない、役に立たない集団でした。何も考えていない医師も多すぎます」

「薬の作用機序を知らないまま処方をしている医師には愛想が尽きた、と語る製薬企業の元営業マン（ＭＲ）を知っています」

「研究者である自分は、論文不正についての講習を定期的に受けさせられています。しかし不正にまみれた論文を超一流の専門誌が掲載し、それを医師たちがありがたがって読んでいるのは、もう笑えない状況ですね」

「利権構造がパズルのように絡み合っている。誰がどの点について、どこまで意図的であったのか、ということに集約できるのではないでしょうか。残虐な動物実験もそうですが、治験と称して人間にまでやたらと傲慢になるのは、憐みの欠落とも言えるでしょう」

「確かに、こんな話も耳にしました。ある人が小遣い欲しさにモデルナ社の治験に参加しましたが、何を打たれたのか知らないとのこと。心配したかかりつけ医が担当者に問いただしたところ、新たに開発されたｍＲＮＡワクチンであることがわかったというのです」

「これまで過剰医療がもたらしてきた数々の事件に比べ、〝新型コロナワクチン事件〟は世界を巻き込んだ大規模な出来事であり、まったく異質なものです。たとえれば、突きつけられた刃の避け方を、剣豪でもない自分が自ら考えなければならない状況でした」

「ワクチン接種クーポン券にあった説明書をいま読み返すと、〝血小板減少症、免疫不全症……などがある人は注意が必要〟と書いてあり、なるほど説明書どおりの薬害が世界中で発生した。一人一人がアンテナを張って生きる力を身につけなければと」

（引用させていただいたお便りの中には長文のものもあり、文章の一部を抜き出すとご意見が正しく反映されなくなるため、字句に若干の編集を加えました。また個人が特定されないよう配慮しました）

おわりに

政治が絡んだ不可解な出来事については、長い年月が経ったあとになり、とっくに引退していた関係者が取材に応じて重い口を開き、初めて真相が明るみに出たりするものです。そのような事例は枚挙に暇がありません。

新型コロナワクチン事件についても、その裏側に思いもよらぬ事情があったのではないかという気がしています。

しかし現在進行形の出来事は、関係者たちがまだ現役ですから、ジャーナリストがいくら突撃取材をしても、得るものは何もないかもしれません。まれに、たとえば製薬企業の社員だったと名乗る人がＳＮＳに投稿したり、暴露本を出したりしていますが、本当に秘密を知る立場の人だったのかは知る由もありませんし、その言葉が正しいことを示すには第三者の証言も必要です。

世界中の人々が思い込んでしまった重大事の流れを覆すのは、なかなか大変です。本書によって一人でも理解者が増えることを願いつつ、筆をおくことにします。

なお本書の重要な部分を占めているのは、裁判に関する情報でした。木原功仁哉法律事務所の弁護士、木原功仁哉氏には、有益なアドバイスとともに、同事務所のホームページ「ワクチン薬害救済基金　特設サイト」に掲載された資料の引用を許可していただきました。救済基金の充実を願いつつ深謝いたします。

忘れることができないのは、私のホームページ「新型コロナのエビデンス」を毎週更新するたび、必ず閲覧してくださっている方々のご熱意です。貴重な情報や感想をお寄せくださったり、励ましの言葉をかけていただいたりすることも多く、更新を続けるエネルギーとなっています。今後ともどうぞよろしくお願いいたします。

花伝社の社長である平田勝氏には、早い時期からこのホームページにお目をとめていただき、書籍化に向けてのご配慮と激励を賜りました。また同社編集部長の佐藤恭介氏は、膨大な資料を活かすべく見事な構成案を検討され、ご提案くださいました。一冊の書籍が発売されるまでには、プロフェッショナルな技量を有する方々の尽力が欠かせません。同社スタッフの皆様方には心からの敬意を表し、感謝の言葉とさせていただきます。

岡田正彦（おかだ・まさひこ）
1972年に新潟大学医学部卒業。1990年に同大学教授となり、動脈硬化症、予防内科学などの研究と診療に従事。LDLコレステロールの測定法を世界に先駆けて開発した。循環器専門医（～2011年）、産業医、米国心臓学会プロフェッショナル会員などの資格。2002年に臨床病理学研究振興基金「小酒井望賞」を受賞。文部科学省・大学設置審議会の専門委員、米国電子工学会・論文誌の共同編集長、日本生体医工学会・論文誌の編集長などを歴任。2012年より新潟大学名誉教授。
著書に『人はなぜ太るのか』（岩波新書)、『がんは8割防げる』（祥伝社新書)、『薬なしで生きる』（技術評論社)、『検診で寿命は延びない』（PHP新書)、『医療AIの夜明け：AIドクターが医者を超える日』（オーム社)、『大丈夫か、新型ワクチン』『本当に大丈夫か、新型ワクチン』『新型ワクチン騒動を総括する』（花伝社）などがある。2010年、日本経済新聞にコラム「ほどほど健康術」を1年間連載。

コロナワクチン後の世界を生きる——薬害の現実と私たちにできること

2025年2月25日　初版第1刷発行

著者 ——— 岡田正彦
発行者 —— 平田　勝
発行 ——— 花伝社
発売 ——— 共栄書房
〒101-0065　東京都千代田区西神田2-5-11出版輸送ビル2F
電話　03-3263-3813
FAX　03-3239-8272
E-mail　info@kadensha.net
URL　https://www.kadensha.net
振替 ——— 00140-6-59661
装幀 ——— 黒瀬章夫（ナカグログラフ）
印刷・製本— 中央精版印刷株式会社

ISBN978-4-7634-2161-6 C0047